Leandro Augusto

# A ESSÊNCIA DA VIDA

~ O LIVRO DOS DIAS ~

# A ESSÊNCIA DA VIDA

Copyright© 2021 by Literare Books International
Todos os direitos desta edição são reservados à Literare Books International.

**Presidente:**
Mauricio Sita

**Vice-presidente:**
Alessandra Ksenhuck

**Capa, diagramação e projeto gráfico:**
Gabriel Uchima

**Revisão:**
Rodrigo Rainho

**Diretora de projetos:**
Gleide Santos

**Diretora executiva:**
Julyana Rosa

**Diretor de marketing:**
Horacio Corral

**Relacionamento com o cliente:**
Claudia Pires

**Impressão:**
Impressul

---

**Dados Internacionais de Catalogação na Publicação (CIP)**
**(eDOC BRASIL, Belo Horizonte/MG)**

---

A923e    Augusto, Leandro.
      A essência da vida: o livro dos dias / Leandro Augusto. – São Paulo, SP: Literare Books International, 2021.
      14 x 21 cm

      ISBN 978-65-5922-063-2

      1. Literatura de não-ficção. 2. Autoconhecimento. 3. Técnicas de autoajuda. I. Título.

                                    CDD 158.1

---

**Elaborado por Maurício Amormino Júnior – CRB6/2422**

Literare Books International.
Rua Antônio Augusto Covello, 472 – Vila Mariana – São Paulo, SP.
CEP 01550-060
Fone: +55 (0**11) 2659-0968
site: www.literarebooks.com.br
e-mail: literare@literarebooks.com.br

# AGRADECIMENTOS

Agradeço antes de tudo e de todos a Deus por me conceder a vida e pelas oportunidades que me deu, pois sem elas não seria possível conseguir tanta força e motivação para concluir esta obra. Como também agradeço ao Nosso Senhor Jesus Cristo, meu principal Mentor Espiritual, porque Ele é minha fonte de energia e de onde vem toda minha inspiração e intuição espiritual para continuar trabalhando e proporcionando o bem para todos. Pois Nele me espelho por seu positivismo, determinação e dedicação em sempre querer melhorar o mundo e todos os seres que nele habitam.

Agradeço profundamente a todos os meus mentores espirituais e Seres de Luz, que sempre estiveram e sempre estarão juntos de mim, me aconselhando e me guiando por onde quer que caminhe e para onde quer que eu vá.

Agradeço muito de coração aos meus pais por me educarem corretamente e por me apoiarem em todas as etapas da vida, sempre cuidando, aconselhando e me amparando em todos os momentos.

E, por fim, agradeço a todos os meus amigos e amigas, reikianos ou não, pelo companheirismo e apoio, e por sempre acreditarem e confiarem em mim. E, também a todos que fazem parte do meu grupo de conversa "Grupo Reiki Karisma", e principalmente a você que vai ler, entender e compreender este livro, buscando a esperança e a fé para melhorar sua vida e as de seus próximos.

# DEDICATÓRIA

Dedico esta obra aos meus pais Antônio e Olga pela dádiva da vida e proteção, amor e compreensão, carinho e compaixão e, principalmente, por me alimentarem de fé e esperança na infância, tornando possível me transformar nesta pessoa que sou hoje.

A Jesus, que sempre me guarda e me guia pelos caminhos de luz, fazendo possível espalhar suas palavras e conhecimentos por todos os cantos do mundo, pois o meu preceito objetivo é o de sempre servi-lo, pois sou, e sempre serei, com muito orgulho, seu humilde servo e seguidor.

A toda a hierarquia reikiana, composta por seres de luz, monges e grandes mestres de Reiki de todos os tempos, especialmente ao Sensei Mikao Usui, por todo seu esforço e comprometimento com a vida, proporcionando a ajuda ao seu próximo e desenvolvendo grandes discípulos que se tornaram grandiosos mestres reikianos.

E, também, a você, que vive e trabalha sempre buscando fazer o bem para todos, levando conforto e fé a todos os corações do mundo.

# INTRODUÇÃO

*"Não se culpe pelos erros que cometer nem pelos momentos ruins por que passou, pois eles nos servem de aprendizado e experiência para idealizar e construir nosso futuro presente, porém, momentos bons nos trazem a felicidade, sendo ambos os sentimentos essenciais para nossa vida."*

Muitas pessoas vivem insatisfeitas pelo motivo de nada dar certo nas suas vidas e colocam a culpa em outras pessoas, e até mesmo em Deus por sempre pedirem e pouco serem correspondidas, mas não se questionam por que isso acontece, esperando receber as coisas facilmente sem fazer esforço nenhum, levando-as a seguir e tomar decisões erradas, achando mais fácil, sem pensarem que será a maneira mais inconveniente e prejudicial para suas vidas. Ter esse pensamento é errado e nada produtivo, pois poderão até se sentir bem por algum tempo, porém, no decorrer sentirão dificuldades e tristezas, um sentimento de que suas almas estão vazias e sem valor vital nenhum, e isso será muito prejudicial à pessoa e ao espírito.

A ESSÊNCIA DA VIDA

Ao longo de nossa caminhada pela vida existem, e sempre existirão, obstáculos pela frente, testando o quão somos fortes e capazes de vencê-los, pois a nós são dadas oportunidades de qual caminho seguir, mas tomar a decisão cabe, unicamente, a cada um de nós. Se quer ser feliz, faça por merecer a felicidade, se deseja o sucesso, almeje-o e lute para conquistá-lo, se quer ter paz e harmonia, seja humilde e caridoso com seu próximo, porém é dando que se recebe, então o que você der a quem necessite receberá em dobro, pois tudo gira em torno da Lei do Merecimento.

Embora muitos ainda não acreditem na Força Astral da Espiritualidade e nos benefícios que ela pode lhes proporcionar, eu Leandro Augusto (Mestre em Terapia Reiki e fiel seguidor e aperfeiçoador da Espiritualidade), digo que há cada vez mais o aumento numérico de pessoas procurando por esse método para viver melhor. Existem vários com alta perspicácia de aproveitamento e satisfação, dentre eles um que gostaria de citar em especial, a Terapia Reiki, através dela minha vida espiritual e física começou a tomar novos rumos, e para melhor. No entanto, não posso deixar de lembrar da minha querida Umbanda, pois foi através dela e de seus Seres de Luz que fui apresentado e aconselhado a desenvolver essa terapia extraordinária e fascinante, que abrange e contém grandes belezas, transpassando muitas alegrias para o coração de cada um.

O ser humano está se conscientizando sobre a sua verdadeira origem espiritual e compreendendo que viver com os laços unidos à espiritualidade é um modo de completar sua vida e despertar seus sentimentos antes adormecidos. Posso afirmar que, ao longo da minha jornada, aprendi e acredito firmemente que a morte não existe e que a vida segue sempre em frente, como uma pessoa caminhando por um caminho infinito. Nesse caso, a pessoa significa a vida, e o caminho o tempo, definindo que passamos por várias etapas (corpos), mas vivemos uma só vida (alma), pois o corpo físico nasce, envelhece e morre, mas a nossa alma continua vivendo, pois ela é eterna.

No decorrer da minha vida, estudando e aprendendo com dedicação e determinação a espiritualidade e a Terapia Reiki, cheguei à conclusão de que a maneira certa de resgatar uma pessoa negativa é tratá-la com plenitude e respeito, aconselhando e passando palavras pacíficas de amor e solidariedade, jamais com indiferença, como se fosse menor ou pior que você. Somos todos iguais perante Deus e devemos ajudar uns aos outros! Uma concepção disso é saber que, quando sentir sua saúde debilitada, não se entupa de remédios químicos, procure a melhor cura na natureza, pois nosso corpo é a união de matéria e espírito, então, não há lugar melhor para procurar seus próprios remédios do que na natureza espiritual. O corpo humano é uma massa de energias fluindo por toda sua extensão, então, quando você está fraco, aparecendo problemas de saúde, significa que seu espírito está em desequilíbrio astral. A maneira mais correta de se melhorar é recuperando esse equilíbrio, e o meio mais simples, porém complexo e eficaz, de fortalecer seu corpo físico e espiritual é através da meditação, seja por meio de orações ou por outros meios, como a leitura e até mesmo ouvindo aquela bela e relaxante canção, o importante é ter fé e esperança no coração.

Ler, ouvir, dizer e escrever pensamentos e reflexões de otimismo e motivação também são ótimos método de meditação.

Portanto, é esse o objetivo principal deste livro, levar a todos o entendimento de nós mesmos, de nossas origens e nossas riquezas, compreendendo realmente o quão valioso é ter no coração amor, humildade, caridade, gratidão, paz e harmonia. Isso tudo é possível a partir do momento em que sentimos a presença de Deus no coração, tornando possível viver feliz, com saúde e orgulho de si mesmo.

Entretanto, não é apenas ler e não entender, ouvir e não dizer, ver e não crer, para você atingir o ápice supremo é preciso compreender profundamente parte por parte, pois aquele que atingir o ponto alto da compreensão também alcançará o sábio entendimento do que é a vida e o quanto é importante viver, sem contravenções, sendo apenas mais feliz a cada dia que passa. Contudo, é dando amor à vida que somos felizes, e tendo fé e esperança dentro de nós que dias melhores virão.

Enfim, espero que este livro *A essência da vida – O livro dos dias* seja de grande proveito e serventia para você, assim como foi, é e sempre será para mim. Então, espero que faça uma grande reflexão de tudo.

Gratidão e boa leitura!

# SUMÁRIO

PARTE I
O LIVRO DOS DIAS ..........................................................29

1 - O livro dos dias ...................................................31

2 - Força para o amanhã .........................................31

3 - Capacidade de vencer .......................................31

4 - Fé e amor ao próximo .........................................31

5 - Ser sábio e nobre ...............................................32

6 - O valor do sacrifício ...........................................32

7 - A chama da vida .................................................32

8 - Um novo amanhecer ..........................................32

9 - Seu jeito de ser ..................................................33

10 - Ensinamentos do passado ..............................33

11 - Enquanto dormes ..............................................33

12 - Fertilidade astral ..............................................33

13 - O Senhor das almas .........................................34

14 - Justo alicerce ...................................................34

15 - Além do tempo I ...............................................34

16 - A mente e o espírito .........................................34

17 - Ciclo da sabedoria ...........................................35

18 - A luz da esperança ......................................................... 35

19 - Guerreiros da paz .......................................................... 35

20 - Passos para a supremacia ............................................. 35

21 - A culpa não é de Deus .................................................. 36

22 - O canto do Senhor ........................................................ 36

23 - O clamor aos anjos ........................................................ 36

24 - Homem sábio .................................................................. 36

25 - Meditação para o purificar ............................................ 37

26 - O sinal da cura ............................................................... 37

27 - Potencial da mente ........................................................ 37

28 - Sempre ser grato ........................................................... 37

29 - Entendendo o amanhã .................................................. 38

30 - Além do tempo II ........................................................... 38

31 - Renovando nossa fé ...................................................... 38

32 - A iluminação do conhecimento .................................... 38

33 - Paciência disciplinada ................................................... 39

34 - A justiça do bem ........................................................... 39

35 - Águas do mar ................................................................. 39

36 - Vida eterna .................................................................... 39

37 - O sol das montanhas ..................................................... 40

38 - O prêmio da gratidão ..................................................... 40

39 - Servo fiel ........................................................................ 40

40 - Em busca da sabedoria .................................................. 40

41 - A arte de conquistar ...................................................... 41

42 - Criar e praticar ...... 41

43 - Astro de luz ...... 41

44 - O sentido da natureza ...... 41

45 - O sol de esperanças I ...... 42

46 - Fazer o bem ...... 42

47 - O caminho reservado ...... 42

48 - Siga sem desistir ...... 42

49 - Conduta de valor I ...... 43

50 - A bênção do amanhecer ...... 43

51 - Realidades do caminho ...... 43

52 - O sol para todos ...... 43

53 - A dúvida da certeza ...... 44

54 - De frente ao sucesso ...... 44

55 - A chave para a felicidade ...... 44

56 - Tempos de mudanças ...... 44

57 - A calmaria ...... 45

58 - O amparo divino ...... 45

59 - Metamorfose de conexão ...... 45

60 - O merecimento ...... 45

61 - Aprender a reparar os erros ...... 46

62 - Amor em servir ...... 46

63 - Expressões elementares ...... 46

64 - Expansão do conhecimento I ...... 46

65 - O valor da amizade ...... 47

66 - Decisões de luz I .......................................... 47

67 - Um gesto de solidariedade ......................... 47

68 - Correntes do tempo .................................... 47

69 - Um novo dia ................................................. 48

70 - Matéria viva ................................................. 48

71 - O que pode possuir ..................................... 48

72 - Influência da união .................................... 48

73 - Quem somos ................................................. 49

74 - Caminhos sem distâncias .......................... 49

75 - Cada vez menos ........................................... 49

76 - Encanto primordial .................................... 49

77 - Sentimento transversal ............................. 50

78 - Vencer na escuridão ................................... 50

79 - No frio ou no calor ...................................... 50

80 - Três pilares .................................................. 50

81 - Por gerações ................................................ 51

82 - Pontos de progresso ................................... 51

83 - Conta motivacional .................................... 51

84 - Juntos ao divino .......................................... 51

85 - Líder para o destino .................................... 52

86 - Sem perder sua alma ................................. 52

87 - A fé sem limites .......................................... 52

88 - Faça acontecer ............................................ 52

89 - O sol de esperanças II ................................ 53

90 - Três tempos .................................................................. 53

91 - Cumprindo seu papel ................................................. 53

92 - Primeiro passo ......................................................... 53

93 - Integridade lúcida ................................................... 54

94 - Chuva de lágrimas .................................................. 54

95 - Da inspiração à intuição de sucesso ...................... 54

96 - Liberdade de expressão .......................................... 54

97 - Luzes da noite ........................................................ 55

98 - Seu melhor basta .................................................... 55

99 - Respeito a decisões ................................................ 55

100 - Reviravoltas da vida ............................................. 55

101 - O tamanho entre os mundos ................................ 56

102 - Consciência em convencer .................................. 56

103 - Vencer mais uma vez ........................................... 56

104 - Conquista dos dias ............................................... 56

105 - Sonhos que serão ................................................. 57

106 - Amar para melhorar ............................................. 57

107 - Pessoas favorecidas .............................................. 57

108 - Um toque de felicidade ........................................ 57

109 - Direitos em comum .............................................. 58

110 - Não deixe a chance passar .................................. 58

111 - Ocupação da mente ............................................. 58

112 - Antes de tudo, a fé .............................................. 58

113 - Amar e ser amado ................................................ 59

114 - Um abraço dado......59

115 - Pouco apreciado......59

116 - Sonhos acalentados......59

117 - O espelho de você......60

118 - O hoje para sempre......60

119 - Satisfações diárias......60

120 - Surpresas superantes......60

## PARTE 2
## MISTÉRIOS E VALORES DA VIDA......61

1 - A favor do amor......63

2 - O conceito da vida......63

3 - Viva seus sonhos......63

4 - Viver seu presente......63

5 - Lição de vida I......64

6 - Lar da felicidade......64

7 - Conquista do amor......64

8 - Mudar para viver melhor......64

9 - O futuro presente......65

10 - Árvore da vida......65

11 - A riqueza da vida......65

12 - Preceito em viver......65

13 - Afeição vital......66

14 - Novos horizontes......66

15 - Prazer em viver...66

16 - O alcance da vida...66

17 - Decisões de luz II...67

18 - Grande mestre...67

19 - Dias felizes...67

20 - Saber agradecer...67

21 - Gratidão ao amanhecer...68

22 - Universo da gratidão...68

23 - Vida em harmonia...68

24 - Ser grato...68

25 - Solidariedade profunda...69

26 - Humildade e caridade...69

27 - Dose de bondade...69

28 - Sonhar e ser feliz...69

29 - Saber viver...70

30 - Viver hoje...70

31 - Compromisso humano...70

32 - Conceito em ser feliz...70

33 - Preparando o futuro...71

34 - A bênção da gratidão...71

35 - O sustento do corpo...71

36 - Sempre orar...71

37 - Aprendendo com nossos erros...72

38 - A escolha certa...72

39 - A união das mãos ......72

40 - Crer e viver ......72

41 - As quatro estações ......73

42 - Luta para a conquista ......73

43 - Ser humilde ......73

44 - Vencendo os obstáculos ......74

45 - O sentido da vida ......74

46 - Sentimentos sinceros ......74

47 - Sinta-se bem ......74

48 - Críticas e elogios ......75

49 - O tempo de Deus ......75

50 - Grandes decisões ......75

51 - O brilho do céu ......75

52 - A importância de não desistir ......76

53 - Sublime vitória ......76

54 - Decisões e consequências ......76

55 - Prazer em viver ......76

56 - Ajuda ao próximo ......77

57 - Em busca da felicidade ......77

58 - Diga e faça ......77

59 - Rumo aos seus objetivos ......77

60 - A grandeza ......78

61 - O controle das reações ......78

62 - Valor diante do Senhor ......78

63 - Com seus próprios passos ...................................78

64 - Fiéis amigos ...................................79

65 - Mente versátil ...................................79

66 - Fazer e receber ...................................79

67 - Grandes desafios ...................................79

68 - Todos iguais ...................................80

69 - Fragrância da amizade ...................................80

70 - A vida é difícil, Não impossível ...................................80

71 - Lição de vida II ...................................80

72 - Oração para a solução ...................................81

73 - Guerreiros da vida ...................................81

74 - Por amor ...................................81

75 - Construindo seu castelo de paz ...................................81

76 - A essência da harmonia ...................................82

77 - Acreditar em Deus ...................................82

78 - Dedicação e prazer ...................................82

79 - Sem medo ...................................82

80 - Aquarela da vida ...................................83

81 - Dias consagrados ...................................83

82 - Ingredientes da harmonia ...................................83

83 - Sempre alcança ...................................83

84 - Resistência às tormentas ...................................84

85 - Para ter ...................................84

86 - O princípio do valor ...................................84

87 - O trevo da razão .........................................84

88 - Ofertas da natureza ....................................85

89 - Livro sem fim ............................................85

90 - Branda igualdade .......................................85

91 - Mistérios do horizonte ...............................85

92 - Aceite suas bênçãos ...................................86

93 - O peso daquilo ..........................................86

94 - Matemática da vida ...................................86

95 - Antes, agora e depois ................................86

96 - A ingratidão .............................................87

97 - O despertar ..............................................87

98 - Curvas pelo caminho .................................87

99 - Consequências do passado .........................87

100 - Espinhos da roseira ..................................88

101 - Lembranças vitais ....................................88

102 - Hei de vencer ..........................................88

103 - O desapego .............................................88

104 - Constâncias adversas ...............................89

105 - Janelas do além .......................................89

106 - Agora seja você .......................................89

107 - Direito de ser feliz ...................................89

108 - Esperança predominante ..........................90

109 - Acima de tudo, a fé .................................90

110 - Sim, Ele acredita em você ........................90

111 - Dias melhores virão ......90

112 - O tempo mestre ......91

113 - O sopro da escolha ......91

114 - Se cair, levante-se ......91

115 - Ignorar é fraquejar ......91

116 - Olhos bem abertos ......92

117 - A carência ......92

118 - Não se sinta só ......92

119 - Tome como lição ......92

120 - Disposição para o recomeço ......93

## PARTE 3
## OS BENEFÍCIOS NA VIDA COM REIKI ......95

1 - O segredo da Cura Reiki ......97

2 - O ensino do aprender ......97

3 - Evolução com Reiki ......97

4 - Reiki para viver bem ......97

5 - Só por hoje (princípios do Reiki) ......98

6 - O valor do Reiki ......98

7 - União espiritual ......98

8 - Propósito do Reiki ......99

9 - Essência das mãos ......99

10 - Incenso espiritual ......99

11 - O perfume de Reiki ......99

12 - A presença do Reiki .................................................100

13 - Rosas e mestres .......................................................100

14 - Harmonia dos chakras ...........................................100

15 - Sintonização ...........................................................100

16 - Espírito amigo ........................................................101

17 - A bênção do recomeço ..........................................101

18 - A prática da sabedoria ...........................................101

19 - Paz de espírito ........................................................101

20 - A força da fé I .........................................................102

21 - Chave da bondade ..................................................102

22 - Princípios de Deus ..................................................102

23 - Linha vital de um reikiano ......................................102

24 - Palavras de um bom mestre ...................................103

25 - A prática de Reiki ...................................................103

26 - Chuva de esperança ...............................................103

27 - Dentro de ti ............................................................103

28 - O terceiro olho .......................................................104

29 - A força da mente ....................................................104

30 - Solução espiritual ...................................................104

31 - A certeza do tempo .................................................104

32 - Caminhos de luz ......................................................105

33 - A favor do tempo .....................................................105

34 - Entre homens e anjos ..............................................105

35 - Seu melhor é o suficiente .......................................105

36 - A meditação ....................106

37 - Desafios da vida ....................106

38 - O Reiki e você ....................106

39 - Expansão do conhecimento II ....................106

40 - Força maior ....................107

41 - Muros de fé ....................107

42 - Fazer valer a pena ....................107

43 - Fortalecimento astral ....................107

44 - Gratidão em ajudar ....................108

45 - Potencial humano ....................108

46 - A compreensão ....................108

47 - Antes de ser ....................108

48 - Você decide ....................109

49 - Da vida astral ....................109

50 - O esplendor ....................109

51 - Intenção divina ....................109

52 - Evolução da mente ....................110

53 - Recanto de paz ....................110

54 - A força da fé II ....................110

55 - A essência de compartilhar ....................110

56 - Sempre há uma saída ....................111

57 - Por toda a parte ....................111

58 - Benditos aqueles que acreditam ....................111

59 - Requinte da vida ....................111

60 - O grito do silêncio .................................................. 112
61 - A voz de Deus ....................................................... 112
62 - Tempos estranhos ................................................. 112
63 - Eclipse da vida ...................................................... 113
64 - Mãe Natureza ....................................................... 113
65 - Equilíbrio do espírito ............................................ 113
66 - Compaixão de luz .................................................. 113
67 - Exclamação do tempo da vida ............................... 114
68 - Genuíno idealista .................................................. 114
69 - Vida após vida ...................................................... 114
70 - Postura de um reikiano ......................................... 114
71 - Imortalidade espiritual .......................................... 115
72 - O sentido contigo .................................................. 115
73 - Conversa com espíritos ......................................... 115
74 - O que mantém você em pé ..................................... 115
75 - Aceite seu lugar .................................................... 116
76 - Conduta de valor II ............................................... 116
77 - O sol da noite ....................................................... 116
78 - Fonte do "eu interior" ........................................... 116
79 - O efeito de Kundalini ............................................ 117
80 - Identidade ............................................................ 117
81 - A morte não existe ................................................ 117
82 - Livres para voar .................................................... 117
83 - Um trovador solitário ............................................ 118

84 - Conhecimentos além dos tempos........118

85 - A glória em alcançar........118

86 - Digna conscientização........118

87 - Sabedoria do tempo........119

88 - Guardiões que guiam........119

89 - Lírios da paz........119

90 - Poemas da vida........119

91 - Puro coração........120

92 - Salvação mundial........120

93 - O que encontrará........120

94 - Vida realizada........120

95 - O agora é o que importa........121

96 - Esforços relevantes........121

97 - Olhos de cristal........121

98 - Fugir não é liberdade........121

99 - A semente do ser humano........122

100 - Agir no momento certo........122

101 - Fragrância das mãos........122

102 - A persistência e o não desistir........122

103 - Gratidão a Deus........123

104 - Ouvir e compreender........123

105 - Aprendendo com o dia e a noite........123

106 - O erro de ter e não ser........123

107 - Jardim da paz........124

108 - Construindo um mundo de paz ...124

109 - A capacidade do respeito ...124

110 - Canção da meditação ...124

111 - O fenomenal caminho da divindade ...125

112 - A importância das dádivas ...125

113 - O elo triunfal ...125

114 - O que é preciso ...125

115 - Oração de graças ...126

116 - Brilhos de esperança ...126

117 - Estrelas de luz ...126

118 - Vales sagrados ...126

119 - O universo astral ...127

120 - Bravo caminhar ...127

Gratidão e até a próxima! ...128

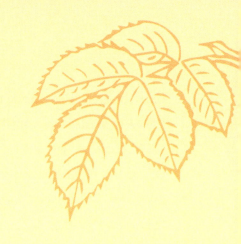

# PARTE I

# O LIVRO DOS DIAS

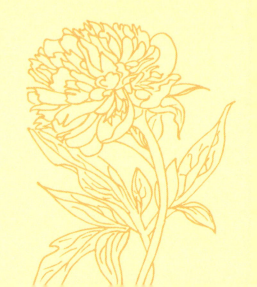

# Leandro Augusto

## 1 - O livro dos dias

Os momentos ruins servem para fortalecer e preparar você
para vencer obstáculos que a vida coloca em seu caminho,
para melhor desfrutar de suas conquistas, então aproveite
cada um deles e faça cada momento valer a pena, pois a vida
é um eterno livro de ensinamentos.

## 2 - Força para o amanhã

Pense sempre no sucesso e não no fracasso, pois
a fraqueza de hoje pode se transformar em força para
conseguir vencer no amanhã.

## 3 - Capacidade de vencer

Evite suas tentações e seja sensato em suas decisões,
pense e repense antes de tomá-las, assim será capaz de
escolher a forma correta para obter sucesso no final.

## 4 - Fé e amor ao próximo

Neste mundo radical e cheio de conturbações em que vivemos,
não precisamos saber aonde estamos indo, mas sim acreditar que
não estamos sozinhos. Tenhamos fé e muito amor, não somente em
nós mesmos, mas no próximo também, pois assim chegaremos lá, à
sabedoria e companhia do Senhor e dos Seres de Luz.

# A essência da vida

## 5 - Ser sábio e nobre

O sábio não se confunde, o nobre não se aflige,
o corajoso não teme. Deverá seguir essas palavras com
atitude, convicção e carisma, assim poderá se tornar
melhor nos vales sagrados do poder divino.

## 6 - O valor do sacrifício

O sacrifício só tem valor quando feito por
uma boa causa, sabendo que o grande esforço sempre
retorna em forma de gratidão.

## 7 - A chama da vida

Uma emoção estranha invade você enquanto a vela
silenciosa ilumina, não estará mais ao alcance das sombras
negativas e um novo desejo estimula à união mais elevada,
nenhuma distância pode abatê-lo impedindo-o de voar para
alcançar seus sonhos e objetivos.

## 8 - Um novo amanhecer

Quando a aurora acontece, acompanha a vinda de
novas energias para seu novo dia, tenha gratidão
pela vida e por bençãos que receber, acreditando
que novos dias virão.

# Leandro Augusto

## 9 - Seu jeito de ser

Se sentir que suas decisões em melhorar o mundo
não estão surtindo os resultados pretendidos, é porque
você ainda não mudou seu jeito de ser, adequando-se aos
propósitos destinados para uma vida melhor, porém não
desista e siga em frente, pois a persistência
é o foco principal para essa melhoria.

## 10 - Ensinamentos do passado

Aprenda com seu passado, pois ele é
um dos maiores ensinamentos para você idealizar
seu futuro, mas, acima de tudo, concretize e viva o
presente momento porque é ele o grande fortalecedor
para que seus sonhos se realizem.

## 11 - Enquanto dormes

Enquanto dormimos, nosso corpo mental-espiritual
trabalha absorvendo e filtrando todos os pensamentos,
sentimentos e ensinamentos que nos são passados
durante o dia, deixando no nosso Eu Interior apenas aquilo
que nos será de bom proveito para nossa
prosperidade e evolução espiritual.

## 12 - Fertilidade astral

Seja uma pessoa culta e justa, não deixe seus problemas e
erros dominarem você, pois quem tem um espírito forte não
será dominado, mas sim dominante.

# A essência da vida

## 13 – O Senhor das almas

No momento em que abrir os olhos e sentir uma forte luz do sol penetrando sua alma, deve ficar feliz e grato ao Senhor por lhe conceder mais um dia de vida, portanto, use esse novo dia sabiamente para fazer algo produtivo em prol do bem.

## 14 – Justo alicerce

Para ser uma pessoa forte e correta, não diga somente o que os demais desejam escutar, pois a sinceridade é um grande alicerce para permanecer bem e deixar os outros também muito felizes.

## 15 – Além do tempo I

As feridas do passado são curadas através do tempo, desde que decida ser solidário com seus semelhantes e amar o necessário a si mesmo.

## 16 – A mente e o espírito

A mente e o espírito carecem de sempre estarem bem conectados, para que esse fluxo aconteça, é preciso que periodicamente sejam limpos e energizados, a fim de mantê-los mais seguros, puros e saudáveis.

# 17 – Ciclo da sabedoria

Inteligentes não são apenas aqueles mestres que ensinam, mas também aqueles discípulos que aprendem com dedicação e perspicácia, para um dia poderem ensinar a pessoas de outras gerações, pois mais importante do que ser um bom educador é, primeiramente, ser um ótimo educando e servir de bom exemplo para seus semelhantes, afinal, todos os sábios mestres antes foram determinados aprendizes. Esse é o verdadeiro ciclo da sabedoria.

# 18 – A luz da esperança

A luz da manhã lhe oferece sempre novas esperanças esperando serem ativadas e colocadas em prática, buscando explorar novos horizontes a serem descobertos.

# 19 – Guerreiros da paz

São nos momentos de fraqueza que aprendemos a ser fortes, descobrindo que somos grandes guerreiros que lutam pela causa da justa paz e do bem-estar do universo.

# 20 – Passos para a supremacia

Se procura cumprir o seu papel com supremacia, o primeiro passo é começar a agir, e sucessivamente não desistir do que quer. Seja o máximo de tempo possível uma pessoa honesta e sincera para com as outras, demonstre a elas respeito e seriedade, assim você conquista sua confiança e gratidão, sendo bem-visto aos olhos do Senhor.

# A essência da vida

## 21 - A culpa não é de Deus

A maioria das pessoas, quando passa por dificuldades
materiais ou está com a saúde fraca e ruim, culpa Deus,
Lhe perguntando "Por que me abandonaste, Senhor?".
Mas não se questiona sobre seus próprios erros e
no que deve melhorar para não errar novamente,
escolhendo abandonar suas esperanças em vez de
pedir ao Senhor por sua ajuda.

## 22 - O canto do Senhor

Quando um lindo pássaro pousar em seu jardim,
próximo de você, e cantar sublimemente, receba o seu canto
com carinho e gratidão, pois são palavras dos anjos sendo
enviadas para o aconselhar e guiar.

## 23 - O clamor aos anjos

Oh, nossa querida Santa Sara Kali e nosso Divino Espírito
Santo, a vós rezo esta oração pedindo-lhes neste momento
por paz, justiça e proteção, para todos os seres vivos do
mundo clamo por saúde, amor e muita união.

## 24 - Homem sábio

Feliz daquele que é bom, honesto e caridoso, mas sábio é
aquele que sabe ter gratidão sobre todas as qualidades que
temos. Busque no seu ser espiritual as respostas
para todas as suas questões pendentes.

# Leandro Augusto

## 25 – Meditação para o purificar

Quando medita, nem que por alguns minutos diários, não só limpa e purifica seu corpo e espírito, mas também recebe forças e coragem para continuar seguindo em frente.

## 26 – O sinal da cura

A cada ferida curada é mais uma luta que vence e, a cada cicatriz que adquire, é mais um sinal de que não desiste de lutar, isso demonstra que consegue seguir pelo caminho certo, e nele deve continuar.

## 27 – Potencial da mente

Os fracos ignoram sua capacidade de explorar e desenvolver o potencial da mente e do espírito, no entanto, existem pessoas boas que procuram sempre mostrar-lhes o contrário, que para tudo existe salvação, e que depende de cada um promover melhoras na vida, depende tudo de sua fé e merecimento, elas são consideradas fortes e sábias, pois buscam evoluir seus conhecimentos, não somente em benefício de si mesmas, mas também dos demais.

## 28 – Sempre ser grato

É aprender a crescer nas adversidades, é não desistir quando as coisas não estão bem, é tirar lições dos seus erros e evoluir, é ouvir e saber a hora certa de falar e agir, é não deixar os outros colocarem você para baixo, é todos os dias agradecer a Deus por nos ensinar e amar.

# A essência da vida

## 29 - Entendendo o amanhã

Quando conseguimos entender os nossos erros e dificuldades de hoje, aprendemos a nos preparar melhor para o dia de amanhã. O que nos mantêm para cima é a vontade de continuar caminhando em busca de melhores dias.

## 30 - Além do tempo II

Se deseja ter sucesso com seus objetivos, caminhe além de onde seus pés possam levar, vá através do horizonte da vida material e encontre seu caminho espiritual, porque o tempo não para, e não deixe para amanhã o que pode fazer hoje, pois pode ser tarde demais, assim encontrará a luz para chegar ao ponto desejado.

## 31 - Renovando nossa fé

A luz de Deus ilumina nossa paz de espírito, renovando nossa fé por todos os dias, dando para nós mais esperança e motivação para continuar nossa caminhada.

## 32 - A iluminação do conhecimento

A iluminação é um processo espiritual dinâmico que se torna possível através da visão clara do seu conhecimento para promover harmonia e bem-estar nas pessoas.

### 33 – Paciência disciplinada

A disciplina espiritual do Senhor consiste na paciência de educar o coração do próximo com caridade e amor, mostrando-lhe que todos somos iguais perante Deus.

### 34 – A justiça do bem

Podemos até enfraquecer em nossas decisões, mas jamais nos rendermos aos nossos medos, de que não conseguiremos o que desejamos, pois a justiça e o bem sempre predominam para aqueles que almejam o sucesso seguindo as leis divinas, afinal, Deus não escolhe os capacitados, Ele capacita os escolhidos, e essas palavras têm muito valor perante as atitudes que tomar.

### 35 – Águas do mar

Quando a luz prateada da lua toca o mar, nos estende um grande tapete de luz, mostrando-nos o caminho certo a seguir com bênçãos, paz e sabedoria.

### 36 – Vida eterna

O corpo enfraquece, padece e falece voltando às areias do mundo, mas nosso espírito e o amor que nele contém prevalecem firmes e fortes, pois eles são eternos.

# A essência da vida

## 37 – O sol das montanhas

A luz do sol ao amanhecer energiza nossa imunidade e nos mostra como é forte a bondade do amor, ultrapassando as montanhas do horizonte Divino e como é possível a todos os seres acreditarem e superarem suas próprias barreiras.

## 38 – O prêmio da gratidão

A gratidão é o maior prêmio que alguém pode receber em vida, pois é nesse momento que sente orgulho pelo grande valor prestado e reconhecido pelo próximo.

## 39 – Servo fiel

Seja o melhor que pode, espalhe a palavra do Senhor com dignidade e respeito, seja sempre grato por receber suas bênçãos e as aproveite do melhor modo, assim terá consigo sempre a luz Divina para o iluminar.

## 40 – Em busca da sabedoria

Saber compreender o próximo é um grande gesto de solidariedade, mas saber entender nossos próprios erros e defeitos é dar um grande passo em busca da sabedoria que existe dentro de cada um de nós.

## 41 – A arte de conquistar

Perdoar, respeitar e ser grato é uma das artes para se
conquistar a Paz de Espírito, conseguindo e transmitindo
mais leveza ao seu consciente e mais tranquilidade ao seu
mental-emocional, fazendo assim a felicidade ser mais
constante no seu coração.

## 42 – Criar e praticar

Não basta apenas ser um inventor de suas próprias ideias,
você tem que colocá-las em prática para obter bons resultados, pois o esforço e a dedicação são sentimentos que cami-
nham juntos e podem levar ao sucesso e satisfação de todos.

## 43 – Astro de luz

Você se torna um ser astral iluminado quando
realmente compreende sua espiritualidade e aceita
o seu papel e valor no mundo, conservando e seguindo
as verdadeiras leis e propósitos do Senhor.

## 44 – O sentido da natureza

Sentir a natureza e suas fragrâncias perfumadas,
ouvir a sua canção através do canto dos pássaros,
das águas, das folhas e animais é dar um grande passo
no caminho em busca da sua Paz Interior.

# A essência da vida

## 45 - O sol de esperanças !

Que a luz solar nos traga forças para crescer e
capacidade para vencer, pois o sol nasce pra todos,
mas absorver o seu calor e energia vital somente as
pessoas que têm fé e esperança na vida conseguem atingir.

## 46 - Fazer o bem

Se você desejar fazer o bem a outras pessoas,
faça, antes de tudo, o bem a si mesmo, somente assim
se sentirá preparado para ajudar o próximo.

## 47 - O caminho reservado

Às vezes a vida não segue conforme o planejado
inicialmente, quando sentir isso, deve tomar uma decisão e
seguir um novo caminho, um caminho reservado a você pelo
Divino, basta a escolher pelo sim ou pelo não, porém quem
caminha ao lado do Senhor jamais estará sozinho.

## 48 - Siga sem desistir

Siga sempre em frente visando seus objetivos,
mas não se esqueça dos obstáculos existentes pelo caminho
e não desista se cometer um tropeço, pois esses mesmos
obstáculos podem torná-lo mais forte e persistente ao longo para alcançar o que pretende.

## 49 – Conduta de valor I

A conduta de uma pessoa determina o seu valor, mesmo que não reconhecida pelos demais é de suma importância ao julgamento do Senhor.

## 50 – A bênção do amanhecer

A melhor sensação que podemos ter ao despertar pela manhã, é a de saber que mais uma oportunidade de viver foi nos concedida acompanhada com o direito de sermos livres e vitalizados para termos forças e realizarmos nossos sonhos.

## 51 – Realidades do caminho

As fantasias que temos são sentimentos que nos acessam ao desejo de lutar e realizar nossos sonhos, no entanto, antes de ir ao encontro deles, devemos saber realmente onde pisamos para caminhar.

## 52 – O sol para todos

O sol brilha para todos, para aquele que vive numa imensa mansão ou numa simples casa de madeira, pois a maior riqueza que possuímos mora dentro de nós mesmos e essa ilumina com grande intensidade.

# A essência da vida

## 53 – A dúvida da certeza

Não sabemos para onde vamos e nem o quanto vai durar
nossa viagem, mas a única certeza que temos é do tempo que
é infinito e que não estamos sozinhos, pois quem segue a
luz Divina sempre encontrará luz no seu caminho.

## 54 – De frente ao sucesso

Encare seus problemas de frente e com confiança,
não se escondendo deles, lute para resolvê-los,
pois quem se esconde deles apenas estende e carrega
consigo a dor do sofrimento e quem age contra eles
terá maior proporção de rápido sucesso, assim se
livrando da dor que o persegue.

## 55 – A chave para a felicidade

O segredo para alcançar o sucesso está focado nos
seus bons pensamentos e ações, permitindo abrir ou não os
portões para sua felicidade. Aproveite as oportunidades que
a vida lhe dá hoje porque amanhã elas podem enfraquecer e
até mesmo não estar mais presentes na sua mente.

## 56 – Tempos de mudanças

O que toca mais profundo no seu coração não é simplesmente
inventar ou redescobrir algo há tempos esquecido pela
humanidade e sim saber que existem pessoas que seguem o
propósito do seu legado, pois acreditam nos seus ensinamentos,
princípios e capacidade de conseguir mudar o mundo.

# Leandro Augusto

## 57 – A calmaria

Se queres ver um lindo arco-íris, tens que estar disposto
a enfrentar a chuva, se desejares ter uma calmaria, tens
que suportar a tormenta dos mares e se queres voar para
descobrir e alcançar novos horizontes não podes ter medo
de altura e nem dos desafios que encontrarás pela frente.

## 58 – O amparo divino

Se você se sentir, em algum momento, desconsolado ou até mesmo
abandonado pelos seus semelhantes, busque no seu Eu Interior a
solução e o conforto nos braços de Jesus, pois lá
Ele sempre estará presente para o amparar e consolar.

## 59 – Metamorfose de conexão

Escute seu próprio silêncio, veja além do que
os olhos humanos podem enxergar, sinta aquilo que não
pode ser tocado pelas mãos e sim pelo coração,
essa é a verdadeira metamorfose de conexão entre
seu corpo material e seu plano espiritual.

## 60 – O merecimento

Às vezes, leva um certo tempo para se alcançar o
pretendido, isso pode ser Deus testando sua paciência
para ver o quão você pode ser forte e persistente,
tudo depende da sua própria fé e merecimento,
além do mais, quem acredita sempre alcança.

# A essência da vida

## 61 – Aprender a reparar os erros

O arrependimento é consequência do seu fracasso,
entretanto, quando cometer erros, não desista e sim
aprenda com eles a reparar os danos do passado recente
e planeje melhoras para o futuro presente.

## 62 – Amor em servir

O amor que tenho em servir ao Nosso Senhor
é maior que todas as diferenças e dificuldades existentes
no mundo, por isso continuo acreditando nas pessoas
e na sua capacidade de melhorar, pois os ensinamentos
que tive e sigo vêm de um plano espiritual onde somente
existe paz, sabedoria, amor e fé.

## 63 – Expressões elementares

Que as montanhas sejam nossos pilares de defesa, que o
fogo queime todo o mal que estiver dentro de nós, que as
águas limpem e confortem todo nosso corpo e espírito, e
que os ventos nos guiem pela direção certa.

## 64 – Expansão do conhecimento I

Os conhecimentos que adquirimos com os ensinamentos
espirituais são primordiais e requerem não somente
serem guardados para si mesmo, devem ser passados
adiante para aqueles que se interessam e desejam
aprender sobre os princípios de luz, expandindo
assim nosso legado através de gerações.

## 65 – O valor da amizade

A amizade é essencial para cada pessoa no mundo,
mas não é necessário ter muitos, apenas amigos verdadeiros.
Valorize-os, pois estarão com você sempre que precisar,
aconselhando e ajudando tanto nos momentos tristes e
difíceis quanto nos momentos felizes e de harmonia, eles
estarão sempre ao seu lado mesmo que distantes fisicamente.

## 66 – Decisões de luz I

Quando decidires seguir por um grande caminho,
estejas decidido a encontrar e enfrentar duros desafios,
mas nunca penses em desistir de caminhar rumo aos teus
objetivos, pois passarás por dificuldades, mas sempre
terás uma mão companheira para te ajudar.

## 67 – Um gesto de solidariedade

São através das simples coisas que encontramos
nosso verdadeiro valor, pois um pequeno gesto de
solidariedade ao próximo pode lhe trazer a paz
e consolo de um ombro amigo.

## 68 – Correntes do tempo

Arrebente as correntes e se liberte daqueles medos e
fracassos que o prendem ao passado, eles apenas o
prejudicam e atrasam o seu progresso, além do mais, a única
corrente que deve manter intacta é a de comprometimento e fé
para com Nosso Senhor, essa é formada por amor, paz,
humildade e caridade e que, por sinal, jamais será quebrada.

# A essência da vida

## 69 – Um novo dia

A cada dia que vivemos, recebemos novas oportunidades
para aprender e progredir cada vez mais sobre nós mesmos e
as necessidades do mundo, aperfeiçoe suas qualidades
procurando por novos aprendizados, assim se tornará
cada vez melhor para o dia de amanhã.

## 70 – Matéria viva

Quando tiveres o sinal da definição do seu equilíbrio
material para com o mundo astral, estarás pronto
para compreender a si mesmo e aos outros
com simplicidade e afeto.

## 71 – O que pode possuir

A fé é a maior força que podes possuir, com ela
podes atravessar pontes e abrir porteiras para conseguir
o que antes parecia impossível, portanto, medites, ores e
faças suas preces sempre que puderes, pois quando estive-
res nessa paz de espírito é que melhor se conectarás
com o Divino e seus Seres de Luz.

## 72 – Influência da união

O grande erro de muitas pessoas é achar que podem
resolver todos os problemas individualmente e não saber que
cada um precisa do outro formando uma união solidária de
compaixão e companheirismo, entendendo assim um dos
grandes princípios de Deus 'dar para receber'.

# 73 - Quem somos

Quando sabemos quem realmente somos, compreendemos os nossos princípios e valores no mundo, a partir desse momento, desvendamos segredos e encontramos soluções antes mesmo de os problemas acontecerem.

# 74 - Caminhos sem distâncias

Não existem grandes distâncias ou difíceis obstáculos que não possas alcançar e nem serem vencidos pelo caminho, desde que tenhas fé, esperança no coração e a luz do Senhor para guiar teus caminhos.

# 75 - Cada vez menos

Um grande ato errôneo e negligente que as pessoas cometem é o de querer serem cada vez mais artificiais e menos espirituais e religiosas, esquecendo a cada dia os grandes valores da vida, dentre eles, ser mais humano do que mecânico, tornando mais difícil de conquistar e aproveitar suas qualidades e belezas.

# 76 - Encanto primordial

Meditar pela manhã, ouvir o som sublime da natureza, desfrutar da luz do sol degustando de um bom desjejum matinal é o essencial para adquirir energias vitais e ter um primordial dia cheio de disposição, saúde e sucesso.

# A essência da vida

## 77 – Sentimento transversal

Conhecemos realmente uma pessoa quando entendemos seus sentimentos, mas para isso devemos ser transversais. Riscos são desafios pelos quais passamos e tentamos superar, pois sempre depois da tormenta vem a calmaria.

## 78 – Vencer na escuridão

Para conseguir ter a intensidade da luz, você deve estar disposto a enfrentar a escuridão, portanto, para se ter um belo dia de sol carregado de energias positivas é preciso, antes de tudo, ter paz e serenidade na noite.

## 79 – No frio ou no calor

Que no calor do dia vós me refrescaste com sua doce voz e frases exorbitantes de bom proveito e, que ao frio da noite me acolheste e me aqueceste em seu belo manto sagrado.

## 80 – Três pilares

Cada um de nós tem seu livre-arbítrio para escolher seu próprio destino, mas nunca se esqueça de onde veio e quem você é, isso ajuda no momento de tomar a decisão para saber para onde vamos e o que devemos fazer para progredir na vida.

## 81 - Por gerações

O tempo passa constantemente como as nuvens no céu
e as ondas no mar, porém a vida é permanente como uma
rocha na pedreira ou uma grande montanha que ultrapassa
por gerações e, mesmo assim, sabe exatamente qual o seu
lugar no mundo e seu papel na linha espiritual do Senhor.

## 82 - Pontos de progresso

Aprenda com seu passado e compreenda o seu presente,
assim você adquire maiores conhecimentos e experiências
para construir um próspero futuro convicto e promissor.

## 83 - Conta motivacional

A esperança não é uma lógica exata para se
conseguir algo visado e sim uma oportunidade
motivacional para que você alcance o que deseja.

## 84 - Juntos ao divino

A união de pessoas sinceras e de verdadeiros amigos
eleva a força da fé e da esperança, para que juntos
a Deus possam melhorar as pessoas e mudar o mundo.

# A essência da vida

## 85 - Líder para o destino

Para conseguir grandes vitórias é preciso que antes você consiga vencer seus próprios medos, tornando-se uma pessoa autocontrolável e, sucessivamente, um grande líder de si mesmo, determinando seu próprio destino.

## 86 - Sem perder sua alma

Torne-se uma pessoa sempre melhor, mas nunca perca sua dignidade e humildade, pois não adianta conquistar o mundo se você perder sua alma.

## 87 - A fé sem limites

Se quiserem derrubá-lo, não se curve, peça pelas mãos de Jesus para levantá-lo, se formarem muros para bloquear sua passagem, tenha fé no Senhor, que Ele guiará você pelo caminho certo, pois somente os homens de fé e esperança na vida conseguirão ultrapassar as barreiras que impedem de chegar até o sucesso e a felicidade.

## 88 - Faça acontecer

Não pense no que os outros podem fazer por você, mas no que você pode fazer pelos outros, sua gratificação vem com o tempo através do bem que você proporciona ao seu próximo, pois nada acontece por acaso, é preciso ter competência e vontade para fazer acontecer, então se dedique e faça com grande mérito.

# 89 - O sol de esperanças II

Nada melhor do que ver o sol nascer ao som contagiante da natureza e na presença sublime de Deus, pois uma alma boa e suave com um coração cheio de esperanças sempre consegue realizar seus desejos mais improváveis.

# 90 - Três tempos

Não queira mudar o passado, ele pode nos servir como inspiração para melhorar o presente e reformular o futuro, portanto, viva o presente, porque o passado são ensinamentos que devemos aprender hoje para usufruí-los corretamente amanhã.

# 91 - Cumprindo seu papel

Saber fazer o bem ao próximo é um ato que lhe proporciona um grande sentimento de paz, orgulho e satisfação. Porém você não pode desviar dos seus propósitos, para que no final possa sentir que seu papel está sendo cumprido diante de todos e do Nosso Senhor.

# 92 - Primeiro passo

Chegar aonde pretende depende unicamente de si mesmo, pois a você é mostrado o caminho certo a seguir, mas dar o primeiro passo e seguir em frente é você que decide.

# A essência da vida

## 93 – Integridade lúcida

Nós nos tornamos melhores pessoas e grandes profissionais
quando passamos a fazer as coisas com mais precisão
e responsabilidade para com nossos semelhantes.

## 94 – Chuva de lágrimas

Se sentir vontade de chorar, derrame as lágrimas que saem dos
seus olhos, mas que vêm do coração através de sentimentos,
limpando sua alma e purificando seus pensamentos.

## 95 – Da inspiração
## à intuição de sucesso

A inspiração vem da fé que tem em ajudar a quem precisa,
transformando-se em uma intuição deslumbrante para realizar
com sucesso seus atos claros em bem-estar humano.

## 96 – Liberdade de expressão

Precisamos de liberdade para expressar nossas ideias
e conhecimentos, e não de ordens repressivas que renegam
e reprimem as qualidades de cada um.

## 97 – Luzes da noite

A luz divina também ilumina durante a noite,
curando seu corpo e alimentando seu espírito, preparando
e o encorajando para seguir bem os dias seguintes.

## 98 – Seu melhor basta

Não queira ser o melhor para todos, somente faça para
todos o seu melhor! Portanto compreenda suas intenções
que assim conseguirá o respeito de muitos,
escrevendo o seu próprio livro do destino.

## 99 – Respeito a decisões

Não é necessário aceitar ou concordar com escolhas de pessoas alheias, mas devemos respeitar suas decisões,
mesmo que inconvenientes ou incertas.

## 100 – Reviravoltas da vida

Em meio a um mundo conturbado cheio de problemas
e deficiências desrespeitosas ao nosso ser, encontrar um
motivo para acordar e sorrir todos os dias, mantendo a paz
interior e o amor no coração, acreditando que dias
melhores virão, isso é puramente uma dádiva do
ser humano e, também, uma grande bênção.

# A essência da vida

## 101 - O tamanho entre os mundos

Nós nos engrandecemos quando percebemos a razão real por que somos pequenos diante de Deus, pois juntos somos grandes e fortes perante as leis do homem.

## 102 - Consciência em convencer

A consciência de cada pessoa é mais bem usada quando para convencer a sociedade de que a paz ainda pode prevalecer e o amor predominar dentro cada um.

## 103 - Vencer mais uma vez

Ao acordar pelo amanhecer, tenha sempre gratidão ao Senhor por permitir a você dar mais um passo na vida e, também, peça por novas forças para que possa caminhar mais uma vez em busca da felicidade.

## 104 - Conquista dos dias

O que faz você mais forte a cada dia, a ponto de conquistar seus objetivos é fazer com dedicação aquilo que ama. Seja forte diante de suas maiores fraquezas, enfrente-as com sabedoria e coragem, assim será louvado perante as leis do Senhor.

# 105 – Sonhos que serão

Deus não espera por promessas feitas por você,
Ele já fica feliz por seus sonhos serem realizados a partir
do seu merecimento, pelos bons pensamentos e boas ações
consistentes de dedicação, humildade e fé.

# 106 – Amar para melhorar

Sua própria felicidade não está concentrada
em apenas querer agradar os outros, mas sim
em ser bom e correto com todas as pessoas igualmente,
amando o que você faz de melhor.

# 107 – Pessoas favorecidas

As pessoas competentes e ousadas no propósito
de praticar o bem para todos sempre são mais favorecidas
pelos guias de luz do que aquelas que não se
prontificam a fazer o mesmo.

# 108 – Um toque de felicidade

A alegria, o amor e a felicidade são sentimentos
motivacionais que lhe concedem características para poder
prosseguir pelo caminho da felicidade.

# A essência da vida

## 109 – Direitos em comum

Deus deu asas aos pássaros para poderem voar,
nadadeiras aos peixes para poderem nadar, selva aos
animais para poderem habitar, às flores, a beleza e perfume
para poderem exalar, aos homens o raciocínio e a fé para
acreditar, mas o que todos temos em comum é o direito
de viver e sermos livres para poder amar.

## 110 – Não deixe a chance passar

Se hoje acordar com vontade de fazer algo, faça,
desde que seja proveniente do bem, pois essa vontade vem
mais forte no momento certo de agir, portanto, não deixe
essa oportunidade passar, ela pode não vir com
a mesma força da próxima vez.

## 111 – Ocupação da mente

Ocupar nossa mente com pensamentos e ações em prol
do bem de todos ajuda-nos a evoluir espiritualmente sobre
a questão de nossa existência: de onde viemos, para onde
vamos e, principalmente, porque estamos aqui. Isso nos
aproxima cada vez mais de Deus e da nossa realidade.

## 112 – Antes de tudo, a fé

Antes de amar, entenda o que é o amor, antes de querer
ser uma pessoa boa, entenda o que é bondade, antes de ter
esperança, saiba o que ela representa, não dê limites à
sua capacidade de ser você mesmo e, muito menos, aos seus
sonhos, entenda a fé e a força que tem, pois tudo o que é
pedido de coração com boas intenções ao Senhor
um dia acaba por se realizar.

## 113 – Amar e ser amado

A felicidade predomina dentro daqueles que aceitam viver bem, mas também é consistente dentro de pessoas desacreditadas da vida, tentando lhes dar motivações para amar e serem amadas.

## 114 – Um abraço dado

Um abraço recebido de alguém especial é uma bênção que recebemos do Senhor, mas quando abraçamos alguém que precisa de cuidados especiais e carinho, é um ato sentimental de puro amor e solidariedade.

## 115 – Pouco apreciado

Impressionar alguém com suas boas ações é um dom que todos temos, mas poucos o utilizam corretamente, então, encantados e abençoados os que sabem usar essa dádiva do bem para o melhor da humanidade.

## 116 – Sonhos acalentados

Acalentar seus sonhos e esperanças fortalece sua fé para conseguir realizá-los, e transforma você numa pessoa de estrutura forte e mais feliz, amorosa e compreensível.

# A essência da vida

## 117 – O espelho de você

A ética de seu comportamento espelha as suas ações
em fazer deste um mundo melhor para se poder viver bem,
portanto, faça da sua vida um universo de oportunidades
e desafios a serem contemplados.

## 118 – O hoje para sempre

Pode o dia nascer ensolarado, chuvoso ou apenas nublado,
mas saiba que com ele você sempre terá o calor abençoado
de Jesus a aquecer seu coração, dando forças e coragem
para você viver mais um dia, porém faça o que pode
hoje para não se arrepender depois.

## 119 – Satisfações diárias

Para que sua rotina diária seja repleta de satisfação
e harmonia, tem que começar o dia em paz, com a
felicidade estampada no seu sorriso e o amor
predominando no seu coração.

## 120 – Surpresas superantes

A vida nos reserva muitas surpresas pela frente
que devem ser aceitas e superadas, isso depende do quão
sua corrente de fé está prevalecendo, se fraca, poderá ser
corrompida, mas, se forte, manterá você firme em pé e mais
oportunidades surgirão para ser correspondido.

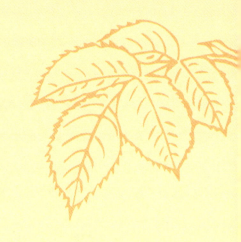

# PARTE 2

# MISTÉRIOS E VALORES DA VIDA

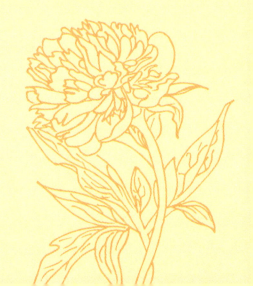

# Leandro Augusto

## 1 - A favor do amor

Não seja contra o mal, seja a favor do bem e do amor, pois
aquele que deseja pagar sua dívida com a mesma moeda não
será melhor do que o outro, mas sim pior ou menor,
mas aquele que tenta melhorar a situação do próximo com
palavras e conselhos sinceros, esse sim,
é grande de coração e digno de elogios.

## 2 - O conceito da vida

O conceito em viver bem repercute no propósito
de escolher o caminho certo a seguir e compreender
que nunca estará sozinho, aceite a luz do Senhor.
Obstáculos pelo caminho sempre existirão, mas a chegada
compensará seus esforços e valerá a pena.

## 3 - Viva seus sonhos

Não sonhe em vão se preocupando como será sua vida
adiante, se boa ou ruim, se triste ou feliz, confie em seus
sonhos e viva o presente, pois o futuro não nos compete,
viva feliz e de bem com a vida, e apenas viva.

## 4 - Viver seu presente

Muitas pessoas multiplicam seus males porque vivem
lamentando o passado e se preocupando em como será seu
futuro em vez de viver o presente, porém o melhor
preparativo para o amanhã é o uso certo do hoje.

# A essência da vida

## 5 - Lição de vida I

São nos momentos de dificuldade e fraqueza que compreendemos o quão podemos ser fortes para sobreviver, basta apenas ter fé e se agarrar às mãos do Senhor, que Ele nunca o desampara.

## 6 - Lar da felicidade

Antes de limpar seu lar limpe e purifique seu espírito, abra as janelas do seu coração e permita que a luz do Nosso Senhor habite dentro de você, assim poderá receber e transmitir ao seu próximo felicidade e compaixão em abundância.

## 7 - Conquista do amor

Os momentos da vida que são conquistados com maior esforço e dedicação sempre serão lembrados com mais carinho e consideração, tornando esse sentimento em amor e felicidade.

## 8 - Mudar para viver melhor

Quando resolvemos tomar atitude para melhorar nossas vidas, temos que abrir mão de algumas coisas para que se possa alcançar o ideal de nossos objetivos e assim a sabedoria da vida.

# Leandro Augusto

## 9 - O futuro presente

Não se repreenda com o passado e não se preocupe
excessivamente com o futuro, aprenda a viver
um dia de cada vez, pois o futuro de hoje
será o presente no amanhã.

## 10 - Árvore da vida

O ser humano é como uma grande árvore que precisa
de terra fértil e raiz forte para conseguir se sustentar,
enfim, quando uma pessoa adoece é porque seu espírito
está enfraquecido e vulnerável, necessitando
de energia espiritual na sua aura protetora.

## 11 - A riqueza da vida

Com a luz do sol, sempre nascem raios cósmicos
de energias vitais e esperanças para continuar seguindo em
busca de seu grande propósito, que é o enriquecimento de
corpo e alma de sua vida através da sabedoria divina.

## 12 - Preceito em viver

A terra é a essência de todos os seres humanos,
a água é a essência da terra, os vegetais são
a essência da água e a linguagem espiritual é
a essência de todas as nossas vidas.

# A essência da vida

## 13 - Afeição vital

A vida é feita para tomarmos decisões e não
se arrepender depois, porém, tente escolhê-las
sabiamente ao longo da vida, sem ter medo de errar,
para gerar mais alegrias do que tristezas, pois
uma decisão correta abafa outra errada.

## 14 - Novos horizontes

Para visar um destino de luz e alcançar seus objetivos,
viva-os intensamente e não se acomode, descubra sempre novos
horizontes para explorar e preencha sua mente o máximo
possível de novos ideais, superando a barreira Espaço-Tempo
e conseguindo então viver sempre satisfeito e feliz.

## 15 - Prazer em viver

Quando temos percepção e determinação para aprender e
ensinar, nada se torna difícil ou complicado de se fazer,
mas sim mais prazeroso e satisfatório para a vida.

## 16 - O alcance da vida

A vida é como o grande horizonte do céu infinito, quanto
mais olharmos, mais estrelas aparecerão, como também, mais
segredos e mistérios surgirão, cabe a si mesmo desvendá-los
e assim alcançar o maior número possível de objetivos.

## 17 – Decisões de luz II

As decisões mais difíceis de se tomar são também
as mais favorecidas pelos Guias de Luz e gratificantes
aos olhos de Deus, portanto, transforme seus medos
e dúvidas de hoje em coragem e certezas, para tomar
suas decisões acertadamente, tornando sua insegurança
em poder de viver mais feliz.

## 18 – Grande mestre

O que lhe foi ensinado ontem, coloque em prática hoje,
para se tornar um grande mestre amanhã. Afinal, quando
estudamos os ensinamentos com a determinação de aumentar
nossas qualidades, nos tornamos pessoas melhores e mais
qualificadas para ajudar o próximo e a nós mesmos, aprenda
cada vez mais, pois a vida é uma grande mestra.

## 19 – Dias felizes

Saber viver não é apenas deixar passar os dias
sem dar importância a isso, saber viver é aproveitar
cada momento como se fosse o último, desfrutando
de alegria, felicidade e gratidão.

## 20 – Saber agradecer

Saiba agradecer o pouco que tem, pois quem tem gratidão no
coração saberá transformar esse pouco em muito.

# A essência da vida

## 21 – Gratidão ao amanhecer

Ao amanhecer, agradeça o dia que se passou e tudo que o que foi abençoado, e peça a Deus por mais um dia próspero cheio de paz, saúde e renovação de energias e sentimentos puros, fortalecendo e aumentando sua paz de espírito.

## 22 – Universo da gratidão

O universo doa em abundância quando você adota uma atitude de praticar a gratidão. Portanto ore, medite e seja grato ao Senhor, assim suas preces se realizarão perante as Forças Divinas e energias espirituais da vida, prevalecendo o amor e a felicidade que habitam em seu coração.

## 23 – Vida em harmonia

Renove e enriqueça sempre o seu espírito, é nele que encontramos as melhores energias e remédios para se ter uma vida saudável e harmoniosa.

## 24 – Ser grato

Gratidão é luz, gratidão é vida, tenha sempre consigo o costume de agradecer, pois ser grato pelo pouco que tem concede a você o prazer de receber o suficiente ao longo da vida, tornando-o mais feliz e disposto a viver plenamente saudável.

# Leandro Augusto

## 25 - Solidariedade profunda

Estender suas mãos para ajudar alguém que necessite
não só aquece seu coração como o deixa muito feliz
e eternamente grato, portanto, não faça da
solidariedade algo eventual, mas sim permanente,
um toque amigo pode salvar uma vida.

## 26 - Humildade e caridade

Feliz daquele que tem tudo, não materialmente,
mas sim espiritualmente, pois nossa maior riqueza está
guardada dentro de nós. Então seja sempre uma pessoa
humilde e caridosa, tendo sempre fé e compaixão
ao próximo, isso já basta para viver feliz.

## 27 - Dose de bondade

Espalhe o amor e a bondade entre todos,
e veja a alegria estampada no sorriso de cada um,
afinal, é dando que se recebe, assim você cria
uma forte corrente com Jesus.

## 28 - Sonhar e ser feliz

Permita a si mesmo sonhar e ser feliz,
sem deixar de seguir seu foco idealizado, assim você
permite que outras pessoas também sonhem e sejam felizes,
pois quando vivemos bem, proporcionamos harmonia
e bem-estar a uma sociedade inteira.

# A essência da vida

## 29 - Saber viver

Para ser uma grande pessoa, não é preciso somente
idealizar uma vitória grandiosa na vida, mas sim saber
vivê-la dignamente, assim se tornará grande vencedora.

## 30 - Viver hoje

Muitos se preocupam apenas com o dia de amanhã
e se esquecem de viver o dia de hoje, portanto,
faça o bem agora para receber depois, afinal o futuro
de hoje será o presente amanhã.

## 31 - Compromisso humano

Compromisso e dedicação com o que faz de bem
aos seres humanos inspira sua intuição e autoestima,
tornando sua vida mais feliz e satisfatória, fazendo com
que tenha cada vez mais orgulho de si mesmo.

## 32 - Conceito em ser feliz

Ter um conceito e propósito na vida é
um belo sentimento, mas querer e saber vivê-lo
em busca de paz e felicidade é simplesmente
sensacional e maravilhoso, uma bênção divina.

## 33 - Preparando o futuro

Não podemos mudar nem recuperar o passado, mas podemos
aprender com ele e preparar o futuro para melhor viver
através de um presente bom e promissor.

## 34 - A bênção da gratidão

A gratidão é um dos sentimentos mais importantes da vida,
seja sempre grato ao Senhor por lhe conceder o direito à
vida, dando para você a oportunidade de ser uma pessoa
melhor e feliz, desfrute com inteligência dessa
bênção divina e apenas viva.

## 35 - O sustento do corpo

A força para o sustento do seu corpo físico é extraída
do Plano Espiritual através de frutos e alimentos,
no entanto, busque na natureza o alimento ideal para se
manter saudável e tenha mais carinho por tal, entretanto,
busque também no Plano Astral as energias de que precisa
para alimentar seu espírito, então não mate e
nem prejudique a natureza, e muito menos
enfraqueça o seu corpo espiritual.

## 36 - Sempre orar

Ore sempre que puder, pois com essa ação você
consegue a capacidade de deixar os problemas para trás
e ver soluções e felicidades adiante, pelo caminho
da vida que lhe é dada.

# A essência da vida

## 37 – Aprendendo com nossos erros

Não veja em seus erros e fracassos um motivo
para se arrepender e desistir dos seus sonhos e objetivos,
faça deles uma lição de inspiração para praticar
o ideal daqui por diante, conquistando a sabedoria
de uma vida de luz e felicidade.

## 38 – A escolha certa

Enquanto você prepara seu pedido para ter uma vida melhor,
Deus já está com ele pronto para lhe ofertar a oportunidade
de melhorar, basta você decidir se aceita viver dignamente
bem ou não, a escolha está em suas mãos.

## 39 – A união das mãos

Somente quando estamos com as mãos fortemente
dadas ao Senhor é que conseguimos enfrentar nossos
medos e vencer nossos desafios.

## 40 – Crer e viver

Se você crê impetuosamente na Força Vital do Divino,
sempre terá um motivo para viver feliz e com harmonia
cada momento da sua vida.

# Leandro Augusto

## 41 – As quatro estações

Durante as quatro estações do ano, temos um processo
diferente em nossos sentimentos ao viver: no inverno, é
tempo de refletir sobre atos e pensamentos ocorridos; no
outono, é quando as folhas e flores caem limpando nosso
corpo e espírito; no verão, é quando estamos com a
energia total renovada, apenas esperando para ser
utilizada no momento certo; na primavera, ah, a primavera, é o momento de saber o que pretendemos usar por todo
o ano, pois essa é a estação do amor e da beleza, sendo
então o período de liberar orvalhos de esperança e fé e
utilizar toda a bondade e paz renovada em nossos corações,
e deixá-las fluir pelos campos da vida.

## 42 – Luta para a conquista

Para conseguir o sucesso pretendido na vida,
tem que lutar pelos seus objetivos e merecê-los,
pois somente quem caminha em busca de seus
ideais um dia os alcançará.

## 43 – Ser humilde

Ser humilde não quer dizer que você seja pequeno
ou inferior a outras pessoas, pelo contrário, ser humilde
significa que você seja mais bem entendido e preparado para
viver melhor do que os demais, portanto, procure ser simples
e humilde, mas consistente em sua fé, exaltando sua
autoestima e se mantendo em pé.

# A essência da vida

## 44 - Vencendo os obstáculos

Para conseguir ser o melhor que puder, encontrará
obstáculos ao longo do caminho da vida, porém, terá que
ser forte e aprender com seus próprios erros e conseguir
vencê-los, realizando então o seu sonho tão desejado.

## 45 - O sentido da vida

O mais importante não é ser o melhor de todos,
mas sim fazer o melhor que pode para si mesmo e
para as outras pessoas, assim terá gratidão e
entenderá o verdadeiro sentido da vida.

## 46 - Sentimentos sinceros

O reconhecimento e a gratidão são sentimentos sinceros
que todos devem carregar consigo mesmos, pois eles fazem
com que uma raiz seca ganhe vida e possa florir novamente
apenas com a força da fé e do amor.

## 47 - Sinta-se bem

Quando focamos nosso olhar em algo que
nos faz sentir bem, abrimos nossa mente ao progresso
e à bondade e, naturalmente, criamos novas ideias
e percepções para um mundo melhor.

## 48 – Críticas e elogios

Criticar é fácil, o difícil para o ser humano é ser grato e elogiar, portanto, quem tem essas qualidades deve preservá-las, pois está no caminho certo.

## 49 – O tempo de Deus

Para ser aceito dignamente no caminho da vida, o homem tem que entender seu passado e viver compreensivamente seu presente, afinal de contas, a Força Divina do Nosso Senhor sempre estará presente em sua vida, tanto nos momentos felizes quanto nos difíceis e tristes.

## 50 – Grandes decisões

Quando decidimos dar um grande salto na vida em busca de nossos ideais, temos que estar certos de nossas escolhas e seguir em frente, mesmo que isso implique em nos desfazer de coisas materiais irrelevantes e atitudes passadas.

## 51 – O brilho do céu

Seja noite ou seja dia, sempre existirá uma luz brilhando no céu da sua vida, e essa mesma luz ilumina intensamente o caminho de cada um, não deixando jamais de estar junto a vós.

A essência da vida

## 52 – A importância de não desistir

Você pode até estar triste e com baixa autoestima hoje,
mas saiba que amanhã as coisas podem melhorar e estarem
felizes, e com a sua autoestima alta, o importante é nunca
desistir e jamais se entregar ao negativismo, pois um
verdadeiro guerreiro da vida pode até perder uma batalha,
mas nunca deixa de lutar por sua honra.

## 53 – Sublime vitória

Quem quer vencer na vida não pode temer a derrota,
lute sabiamente pelos seus objetivos hoje para se
tornar um grande vencedor sublime no amanhã.

## 54 – Decisões e consequências

Quando lhe são dadas oportunidades na vida,
uma escolha você tem que fazer, e cada decisão
implica em consequências, portanto, seja sábio
no momento de tomá-la.

## 55 – Prazer em viver

O grande prazer da vida é viver e ver seus sonhos
se realizando ao longo do tempo, e assim saber que com
esperança e fé todos nossos objetivos podem ser alcançados,
afinal, não é só viver por viver, é acordar todos os dias
e aproveitar as coisas belas da vida.

# Leandro Augusto

## 56 – Ajuda ao próximo

A luz mais clara e brilhante que existe se encontra dentro de você mesmo, e essa buscamos para iluminar nossas vidas e ajudar o próximo, demonstrando grande apreço aos seus entes queridos.

## 57 – Em busca da felicidade

Siga o caminho do seu coração para encontrar a luz da razão, a qual iluminará seu caminho em busca de uma vida feliz.

## 58 – Diga e faça

Admire as pessoas que dizem o que pensam, mas, acima de tudo, elogie e tenha gratidão por aquelas que fazem o que dizem, além do mais, verdadeiros vencedores são aqueles que vão à luta sem saber o que encontrarão à sua frente, apenas usando a força de suas palavras.

## 59 – Rumo aos seus objetivos

Trace um caminho ideal na sua vida, caminhe sobre ele e não olhe para trás, deixe que sua intuição guie seu coração em busca de seu destino para realizar seus objetivos.

# A essência da vida

## 60 – A grandeza

Para ser grande não é preciso ter uma boa aparência ou um status social elevado, mas sim ter um coração aberto e bons pensamentos e ações, pois somos grandes de espírito quando pequenos materialmente.

## 61 – O controle das reações

Melhor do que querer resolver toda a situação sozinho é saber controlar sua reação diante dela, se for o caso, até mesmo apelar por ajuda externa, pois as melhores decisões, com maior relevância, são aquelas tomadas com inteligência e boa vontade.

## 62 – Valor diante do Senhor

Que o tempo lhe dê somente o necessário e eficaz para viver, afinal, dividir o que tem com seu próximo não diminui seus bens materiais, apenas aumenta seu valor espiritual diante do Senhor.

## 63 – Com seus próprios passos

Cada passo que damos adiante representa uma vitória na vida, siga seus passos em frente com fé e esperança, que Nosso Senhor sempre acompanhará você, guiando-o pelo caminho, até chegar ao seu destino de paz, amor e felicidade.

## 64 - Fiéis amigos

A luxúria e a ganância atraem para o seu lado muitos colegas e falsas amizades, podendo levar você à perdição total do espírito, no entanto, a humildade e sinceridade trazem para o seu lado amigos fiéis e sinceros, amizades verdadeiras que contemplam a sua luz e paz espiritual.

## 65 - Mente versátil

Abra sua mente e seu coração para que recebas somente fluídos de energias positivas, úteis para a formação e purificação de sua alma, pois alguém versátil se encaixa em qualquer ambiente e entende e compreende as dificuldades de cada pessoa, procurando sempre aliviá-las de seus problemas.

## 66 - Fazer e receber

Na vida, vale fazer o que gosta e lhe faz bem, para ter uma vida feliz com amor, dedicação, humildade e responsabilidade, não se esquecendo de sempre ser grato ao Senhor, pois quem tem sempre consigo a gratidão receberá cada vez mais boas novas.

## 67 - Grandes desafios

A vida é feita de grandes desafios a serem vencidos, e o maior prêmio é quando saboreamos o prazer de mais uma vitória conquistada.

# A essência da vida

## 68 – Todos iguais

O amor pela vida vem a partir da compreensão em ajudar uns
aos outros e não em querer ser melhor que seu
próximo pois somos todos iguais perante o Senhor.

## 69 – Fragrância da amizade

Não diga ser amigo de alguém apenas presenteando-lhe
com lindas flores, pois as verdadeiras amizades concedem a
você o prazer de sentir sua fragrância,
retirando seus espinhos.

## 70 – A vida é difícil. Não impossível

Se estiver em momentos difíceis, achando que
não tem saída para resolver seus problemas,
tenha fé e procure por uma luz dentro de si mesmo,
que encontrará e ela o guiará.

## 71 – Lição de vida II

As oportunidades para o sucesso e bem-estar na vida vêm
com o tempo, através do brilho de cada boa ação que
pratica! Essa é uma importante lição de vida que o Senhor
nos ensina, afinal, bons pensamentos seguidos de
boas ações sempre resultarão em atos nobres.

# Leandro Augusto

## 72 - Oração para a solução

Se tiver algum inconveniente imprevisto que incomoda,
não desconte sua raiva e insatisfação em pessoas ou
animais, respire fundo por alguns instantes, relaxe
profundamente e procure desabafar com Nosso Senhor,
peça-Lhe por ajuda, que certamente será encontrada
uma solução para sanar seus problemas.

## 73 - Guerreiros da vida

Um grande guerreiro não é qualificado por seu número de
vitórias, mas sim por sua resistência em cada batalha,
portanto, não desista precocemente dos seus objetivos,
persista e resista a cada obstáculo, assim
conseguirá ser vitorioso na vida.

## 74 - Por amor

Um pouco de cada um se transforma no suficiente
para seu próximo, afinal, tudo que doamos a alguém
necessitado não está sendo dado apenas por caridade,
mas sim também por amor.

## 75 - Construindo seu castelo de paz

Aquele que almeja o sucesso e orgulho na vida tem que
carregar consigo o conceito de que é capaz de viver e
construir seu próprio legado. Faça com pequenos grãos de
areia seu castelo, seguindo sempre os mandamentos do divino.

A essência da vida

### 76 – A essência da harmonia

A essência para se ter uma boa vida em sociedade é cuidar do seu próximo como a si mesmo, estenda suas mãos para ajudar outras pessoas, que compreenderás o verdadeiro sentido de viver em harmonia.

### 77 – Acreditar em Deus

Sentir-se mal e estar com sua vida ruim demonstra o quão você precisa acreditar em Deus e confiar nas Suas forças para capacitar-te e dar a volta por cima.

### 78 – Dedicação e prazer

Você consegue viver bem quando faz as coisas com dedicação, vontade e prazer, sendo sempre grato pelo que tem e não reclamando daquilo que não conseguiu ainda, quando entender isso, há de saber o que é viver com prazer.

### 79 – Sem medo

Não tenhas medo da vida e do que ela te reserva, tenha medo, sim, de não conseguir viver e ser feliz. Pois a paz, o sucesso e a felicidade acompanham quem tem esperança em conseguir suas vitórias, afinal, quem tem fé segue os passos do Nosso Senhor e desfrutará de sua vontade.

## 80 – Aquarela da vida

Desenhe sua vida com cores de felicidade e amor,
faça um contraste vivo com os erros e acertos que
cometeu durante o tempo, misture tudo e conclua
sua obra com uma pitada de fé e esperança.

## 81 – Dias consagrados

Quanto mais acreditar numa vida melhor mais chances
terá de acertar em suas decisões. Encontre em cada noite
motivos para sonhar e faça de cada dia um propósito
de realizá-los com fé, esperança e gratidão.

## 82 – Ingredientes da harmonia

Paciência, dedicação, humildade, caridade, esperança,
fé e gratidão são alguns dos ingredientes mais fortes e
eficazes para alcançar seus objetivos, vivendo
cada vez melhor e com mais amor e saúde.

## 83 – Sempre alcança

O tempo é sábio pois podem suas expectativas
demorar um pouco, mas ele sempre vem com
a decisão correta para se tomar na vida.

# A essência da vida

## 84 – Resistência às tormentas

Não seja vulnerável às tormentas de vaidades e luxúrias dos bens materiais, seja forte e resista a essa tentação, conquiste seus sonhos com seu próprio esforço, sendo humilde e solidário, assim conseguirá atingir a grande compreensão do viver feliz.

## 85 – Para ter

Para se ter amor, primeiro dê amor, para se ter paz, proporcione a paz, para se ter saúde, cuide bem de você e de seu próximo, entendendo e agregando esses princípios ao seu dia a dia você se fortalecerá e compreenderá qual o real valor de fazer para receber.

## 86 – O princípio do valor

Muitos deixam a ambição interferir e controlar suas vidas, achando que o mais importante é ter tudo para conquistar a paz e felicidade, quando realmente é necessário ter paz para conseguir o necessário, isso poucos entendem, mas felizes daqueles que dão valor a esse princípio.

## 87 – O trevo da razão

Avalie com cuidado aqueles que querem se aproximar de você, enfim, amigos e pessoas em quem se pode confiar dão conselhos e consolo, e não desculpas.

## 88 – Ofertas da natureza

O ser humano foca absurdamente sua visão
nos ganhos de bens materiais, que acaba se esquecendo
que as grandes riquezas da vida estão concentradas
nas belezas que a natureza tem a nos oferecer.

## 89 – Livro sem fim

Quando achamos que já sabemos tudo sobre a vida
é que descobrimos que na verdade nada sabemos
sobre ela, pois cada momento em que nos esforçamos
para saber é mais um capítulo que aprendemos
sobre o livro da vida, e esse livro não tem fim.

## 90 – Branda igualdade

Seja sempre uma pessoa simpática e humilde,
respeite o espaço alheio e trate todos igualmente,
ame o seu próximo como a si mesmo, tendo paz
no coração e descobrindo assim o jeito brando
de viver intensamente feliz.

## 91 – Mistérios do horizonte

O horizonte contém diversas formas de beleza
e desvenda vários mistérios da vida, desde que
as pessoas olhem sempre para frente e continuem
caminhando em busca da luz da felicidade.

A essência da vida

## 92 – Aceite suas bênçãos

Construa sua vida com as peças que Deus lhe der
e aprenda a viver dentro da sua realidade, promovendo
melhores condições de saúde e abrindo novos
caminhos de paz e harmonia.

## 93 – O peso daquilo

É impossível sentir falta daquilo que nunca
teve ou viveu, mas você pode se arrepender de não
tentar fazer aquilo que lhe é permitido viver.

## 94 – Matematica da vida

Adicione à sua vida mais positivismo e felicidade,
diminua as preocupações e maus pensamentos; multiplique
seus conhecimentos e sabedoria; divida sempre sua
solidariedade e compaixão com o próximo, sempre
em prol do amor e do bem-estar da humanidade.
Esses são os verdadeiros significados dos
quatro sinais matemáticos ensinados por Jesus.

## 95 – Antes, agora e depois

Comemore cada momento bom da sua vida como se fosse
o último, guarde todas suas boas lembranças com carinho,
seja feliz e tenha sempre fé antes de acontecer
e gratidão logo que realizado.

# 96 – A ingratidão

A ingratidão e o não saber aproveitar a chance que
lhe é dada de ser um alguém melhor andam sempre juntas,
aproveite as oportunidades que tem agora, pois pode ser
que não as tenha novamente. Viva o presente,
pois o futuro não nos compete.

# 97 – O despertar

Cada despertar no amanhecer é um novo passo
na sua vida, passos que são guiados por Deus,
porém executados por você.

# 98 – Curvas pelo caminho

A verdadeira beleza de uma pessoa não está na sua forma
física, mas sim na sua maneira de pensar e agir,
encarando o mundo dispondo de forças para ultrapassar
pelas curvas do caminho da vida.

# 99 – Consequências do passado

A vida atual de cada um são consequências
de atitudes e ações de vidas passadas, então
não combata o mal com o mal, faça tudo de bom hoje
para viver melhor amanhã.

# A essência da vida

## 100 – Espinhos da roseira

Retire os espinhos da roseira de sua vida que não sentirá
a dor, mas sim sua beleza e fragrância, degustando assim o
sabor de viver bem com felicidade e amor.

## 101 – Lembranças vitais

Relembrar de momentos e entes queridos também é viver,
isso purifica sua alma e fortalece seu espírito,
dando a você mais energias positivas para
conduzir alegremente sua vida.

## 102 – Hei de vencer

Cada amanhecer é mais uma chance de
se conhecer melhor, compreender o próximo e refletir
como é possível aprender algo novo para driblar
e vencer as dificuldades da vida.

## 103 – O desapego

Conquistamos a verdadeira paz de espírito quando
desapegamos mais de coisas materiais e nos
apegamos mais à vida espiritual.

## 104 – Constâncias adversas

Se quer viver em paz neste mundo carregado
de adversidades constantes, encontre antes de tudo
a pureza de bondade dentro de você, assim conviverá bem
e saberá transmitir esse bem a outras pessoas.

## 105 – Janelas do além

O Senhor sempre abre as janelas da vida para que você possa enxergar além dos seus próprios olhos e ver que existe um grande lugar além do material, o mundo astral, onde refletimos e buscamos soluções para nossas dificuldades, nos preenchendo de paz e harmonia.

## 106 – Agora seja você

A felicidade é essencial para conseguir viver bem,
no entanto, seja você mesmo, sempre humilde, responsável e
alegre, tornando sua vida completa e mais satisfatória.

## 107 – Direito de ser feliz

Seja o máximo possível feliz e caridoso, isso faz de você uma pessoa mais bondosa e humilde, dando-lhe o direito de viver melhor consigo mesmo, tendo mais amor no coração.

# A essência da vida

## 108 - Esperança predominante

Até mesmo na mais profunda escuridão existe
um ponto de luz a brilhar tornando-se predominante
ao nosso propósito de sonhar em viver.

## 109 - Acima de tudo, a fé

Não adianta apenas ser otimista em relação
aos feitos da vida, mas também tem que ser competente e
acreditar, acima de tudo, para realizar seus sonhos e
objetivos, afinal, o poder de uma oração é inigualável,
a força da fé é imbatível, uma vez que Deus está
acima de tudo e junto de todos.

## 110 - Sim, Ele acredita em você

Não se deprima nem desista de seguir em frente se você
perder algo ou alguém na vida, continue batalhando para
descobrir e conquistar novos horizontes, afinal,
sempre haverá uma mão amiga para o confortar.

## 111 - Dias melhores virão

Acordar é um grande motivo para ser grato,
mas acordar desejando fazer de hoje um dia melhor
nos motiva a encontrar a felicidade em viver.

# Leandro Augusto

## 112 - O tempo mestre

O melhor professor para sua vida é a experiência adquirida através do tempo, pois a única coisa que ele lhe cobra é o comprometimento e, além disso, você sempre aprende cada vez mais.

## 113 - O sopro da escolha

O ser humano pode tomar suas próprias decisões, assim como os ventos nas montanhas são livres para escolher a direção em que soprar e ecoar.

## 114 - Se cair, levante-se

Quem anseia pelo sucesso deve estar preparado para lidar com variações imprevistas na vida, mas jamais deixar de seguir seus objetivos primordiais, ou seja, quem deseja ser feliz também tem que saber suportar a dor do sofrimento de uma queda e levantar-se para continuar caminhando.

## 115 - Ignorar é fraquejar

Não trate uma pessoa pobre ou fraca de espírito com desprezo e desigualdade, pois não será igual ou melhor a ela, mas sim pior do que a mesma. Doe a essa pessoa amor e compaixão, transmitindo paz ao seu coração através de palavras confortáveis e esperançosas, devolvendo-lhe a fé de espírito e o sentimento de que pode alcançar a felicidade e viver em bem-estar.

# A essência da vida

## 116 - Olhos bem abertos

Não feche os olhos ignorando as dificuldades pelas quais
uma pessoa passa, abra-os e não deixe de ajudar,
assim terá maior capacidade de enxergar
além do seu próprio caminho.

## 117 - A carência

Uma pessoa carente de carinho e atenção não
é muito fácil de se controlar, o mais sensato a se fazer
quando encontrar alguém assim é tentar se aliar em
companheirismo com ela para entendê-la, conquistando
então sua compreensão e afeição.

## 118 - Não se sinta só

Em momentos difíceis, clame pelo Senhor para ajudá-lo,
em momentos felizes, seja grato por receber essa bênção e,
em todos os momentos, não se sinta sozinho, pois sempre
terá a presença de Jesus para confortar você.

## 119 - Tome como lição

Não se arrependa dos erros cometidos no passado,
tome-os por aprendizado para não voltar a cometê-los,
construindo então melhores pensamentos e ações
para um futuro presente.

# 120 – Disposição para o recomeço

Nunca é tarde para recomeçar, se você anseia consertar
seus erros do passado e reformular um novo caminho,
basta melhorar suas ideias e mudar suas atitudes
com disposição para sanar suas irregularidades passadas
e idealizar novos rumos a seu destino.

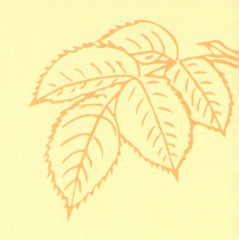

# PARTE 3

# OS BENEFÍCIOS NA VIDA COM REIKI

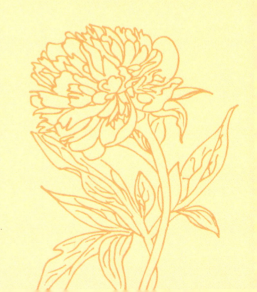

# Leandro Augusto

## 1 - O segredo da Cura Reiki

Enquanto aplica a Cura Reiki, evite todos os pensamentos
adversos e limitantes, volta uma e outra vez ao silêncio e
ao verdadeiro vazio, conecte-se com seu alento
e permaneça em meio ao amor do grande vazio.
Aqui está o segredo da cura.

## 2 - O ensino do aprender

Estudando a gente aprende a ensinar, aprendemos quando en-
sinamos, assim nos tornamos mais úteis e de
grande valia para a sociedade e para nós mesmos.

## 3 - Evolução com Reiki

Após uma noite de reflexão, meditação e gratidão pelo que
nos foi ensinado, mais um dia nasce, e com ele o sol,
que traz nossa renovação de energias, para que possamos
caminhar em frente e evoluir cada vez mais o nosso Reiki.

## 4 - Reiki para viver bem

Reiki é um conjunto de energias vitais e espirituais
associadas a forças terapêuticas holísticas de prevenção e
cura do ser humano, com a função de melhorar seu estado de
espírito e corpo físico. Reiki significa viver bem.

A essência da vida

# 5 – Só por hoje
# (princípios do Reiki)

Só por hoje eu não vou me preocupar, só por hoje eu não vou me irritar e nem criticar, só por hoje vou trabalhar honestamente, gratidão por minha vida e minhas bênçãos e só por hoje vou ser gentil com todos os seres vivos. Perceba que quanto mais utilizamos nossa energia espiritual-astral, com o propósito de ajudar o próximo, mais nos fortalecemos, esse é o grande princípio de Reiki.

# 6 – O valor do Reiki

Reiki não é um milagre, mas sim uma junção do seu 'Eu Interior' com seu 'Eu Superior', que através da fé proporciona um estado de espírito melhor e com mais capacidade de ativar e desenvolver melhores suas funções físico-mental e espiritual-emocional, conduzindo-lhe a uma forma melhor de viver saudavelmente e com mais felicidade.

# 7 – União espiritual

Mais importante do que encontrar um bom mestre é ser um bom discípulo, dedicado a seguir seus bons ensinamentos. Essa é a ponte que une o nosso 'Eu Interior' ao 'Eu Superior', e essa aliança é repleta de amor e bondade.

## 8 - Propósito do Reiki

A fé que tenho nas pessoas e o propósito
em ajudá-las acende e fortalece a chama do meu espírito,
se transformando em poder intuitivo para
me fazer seguir em frente e viver.

## 9 - Essência das mãos

A essência das mãos vem através dos sentimentos
despertos do seu coração manifestados pela
sua mente e corpo espiritual.

## 10 - Incenso espiritual

Que a brasa do incenso queime, liberando sua fragrância
vital de Reiki, espalhando por todos os ares a proteção e
a cura por todos os seres vivos do mundo.

## 11 - O perfume de Reiki

As flores vivem para exalar sua beleza e fragrância pelo
ar, assim como uma pessoa reikiana que vive espalhando
toda sua energia vital-espiritual por todos os cantos,
levando paz, saúde e harmonia para todos os seres vivos.

A essência da vida

## 12 - A presença do Reiki

O Reiki existe assim como Deus, também, está presente em toda parte, sempre à nossa disposição, pronto para nos orientar e auxiliar em direção à felicidade.

## 13 - Rosas e mestres

Como uma rosa que necessita de uma terra fértil para crescer e se transformar em belas e perfumadas flores, precisamos ter bons mestres e ensinamentos de qualidade para nos tornar bons reikianos e usufruirmos de nossos dons, para a prática em prol da vida feliz de toda a humanidade.

## 14 - Harmonia dos chakras

Assim como nossos chakras devem estar bem alinhados, a nossa sintonia com o "Eu Superior" e os Seres de Luz deve sempre estar em constante harmonia para efetuarmos nosso desempenho cada vez melhor.

## 15 - Sintonização

Tenha pensamentos positivos, abra sua mente e espírito, sintonizando-se com o mundo astral diariamente em busca do bem e amor, que encontrará o equilíbrio vital-emocional e desfrutará de sua paz de espírito.

## Leandro Augusto

## 16 – Espírito amigo

O verdadeiro espírito da amizade não implica em resolver todos os seus problemas, mas sim em dar um ombro amigo para poder desabafar e, assim, oferecer oportunidades a você através de palavras e conselhos, para resolvê-los ou não.

## 17 – A bênção do recomeço

Todas as noites são abençoadas, desde que aceitemos sua energia e beleza divina, e cada dia é sempre a oportunidade de um recomeço com muita luz e de poder aprender mais sobre nós mesmos e o mundo.

## 18 – A prática da sabedoria

Não é suficiente adquirir o conhecimento, é preciso colocá-lo em prática primordialmente para que se transforme em sabedoria.

## 19 – Paz de espírito

Muitos males podem resultar da falta de harmonia interior. Os problemas são criados dentro da mente de cada um, então, mantenha-se em constante manutenção, pois se seu estado de espírito estiver bom, você se sentirá mais bem disposto para continuar vivendo.

# A essência da vida

## 20 - A força da fé I

Lute pelos seus sonhos e objetivos e não deixe
o medo de não conseguir ser maior que sua fé e esperança,
seja forte, domine sua fraqueza, e não o contrário,
para que assim possa alcançá-los.

## 21 - Chave da bondade

A chave para a felicidade e o amor é ser
sempre uma boa pessoa e viver memoravelmente bem e em paz,
tornando possível realizar seus sonhos, que antes
pareciam impossíveis de se realizarem.

## 22 - Princípios de Deus

Viver feliz e plenamente saudável significa estar em paz
consigo mesmo, seguindo os princípios e propósitos de
Deus, que embora estejam um tanto quanto apagados pelas
pessoas, sempre estarão presentes dentro de cada um.

## 23 - Linha vital de um reikiano

Saber apenas o básico sobre a cura espiritual de Reiki não
é o suficiente para um reikiano, devemos nos aprofundar
cada vez mais em seus princípios, conceitos e
ensinamentos para sermos melhores nos conhecimentos
infinitos dessa medicina alternativa.

## 24 – Palavras de um bom mestre

Um bom mestre reikiano não apenas ensina
seus discípulos como devem ser na vida, mas também
os direciona de modo a seguirem o jeito correto de viver.

## 25 – A prática de Reiki

Uma pessoa reikiana deve sempre praticar
seus métodos de cura, tanto nos outros quanto
em si mesma, pois a prática é o espírito do Reiki.

## 26 – Chuva de esperança

As plantas necessitam da água da chuva para fortificar
suas raízes e florir belas flores, assim também acontece
com um curador reikiano, que precisa da energia vital
dos Seres de Luz para continuar forte
e conseguir alcançar seus ideais.

## 27 – Dentro de ti

A energia vital de Reiki está dentro de você esperando ser
despertada, todos têm a capacidade de desenvolvê-la se
quiserem. Se procura pelo Divino para ter uma vida melhor,
um caminho certo é este, comece buscando dentro de si mesmo, pois Ele se encontra dentro de cada um de nós.

# A essência da vida

## 28 – O terceiro olho

Ver com o olho da mente permite a você conversar,
desabafar e pedir ajuda ao Senhor, entender e compreender
os problemas de cada um, fortalece o papel de cada
reikiano, que visa oferecer o sorriso sincero
e feliz estampado no rosto de cada pessoa de fé.

## 29 – A força da mente

A parte mais forte do nosso corpo é a mente, pois
através dela podemos adquirir os conhecimentos e a sabedoria do mundo astral e transformar isso em energias vitais
para a sobrevivência do corpo humano.

## 30 – Solução espiritual

A solução para todos os seus problemas não está
nas coisas materiais, mas sim dentro de você,
no seu próprio espírito, esperando ser
solucionado por sua força de vontade.

## 31 – A certeza do tempo

A fé é a grande certeza da vida além do tempo,
viva plenamente o seu corpo físico, mas não se esqueça de
que a vida pertence ao Plano Espiritual, onde
se adquire a Paz de Espírito e o amor ao próximo.

## 32 – Caminhos de luz

Que por onde passe brote uma parte dos seus
conhecimentos, que por onde caminhe tenha a luz
da sua fé espiritual, que nunca desista de aprender,
pois a vida não se cansa de ensinar.

## 33 – A favor do tempo

A concepção da sabedoria vem com o passar do tempo
em forma de gratificação, pela prática e dedicação
em prol da vida e do bem humano.

## 34 – Entre homens e anjos

A espiritualidade é o elo de ligação entre o ser humano
e Deus, o que afinca cada um de nós na paz, no amor, na
humildade e no respeito à vida, pois a morte não existe,
apenas vivemos através dos tempos para aprender
mais os ensinamentos e os princípios divinos.

## 35 – Seu melhor é o suficiente

Não queira ser o solucionador de tudo, seja inspirado pelo
melhor que pode ser e fazer, isso já é o suficiente para
melhorar sua vida e a do seu próximo.

A essência da vida

## 36 – A meditação

A meditação é uma das melhores e mais completas
formas de conseguir a renovação e o aperfeiçoamento
do corpo físico-espiritual, pois quem medita
se torna mais belo e feliz.

## 37 – Desafios da vida

Para entender melhor a sabedoria espiritual,
você tem que estar disposto a enfrentar os desafios da
vida, independentemente do seu grau de dificuldade,
assim compreenderá o motivo real de sua existência.

## 38 – O Reiki e você

A Terapia Reiki tem por objetivo, primeiramente,
a saúde da mente e, sucessivamente, a saúde física,
fortaleça sua mente e espírito, que terá uma forte aura.

## 39 – Expansão do conhecimento II

Deus sempre lutará para defender seus filhos e,
em sinal de respeito e gratidão a isso, o nosso dever
na vida é aprender seus mandamentos e espalhar seus
ensinamentos e sua palavra pelo mundo com fé e
comprometimento, pois maior conhecimento implica
em maior responsabilidade, isso sim é gratidão.

# 40 – Força maior

A maior força de um homem não está contida na sua estrutura corporal, mas sim na sua extensão mental e espiritual, sendo a fé e a gratidão os pilares de energia fortalecedores para a vida e o espírito de cada ser.

# 41 – Muros de fé

Nem o mal e nenhuma energia negativa que seja enviada a você com o propósito de prejudicá-lo conseguirá atingi-lo, desde que mantenha sua barreira espiritual sempre forte e resistente, a fim de se proteger e continuar praticando o bem e a caridade.

# 42 – Fazer valer a pena

Quando soubermos qual o nosso valor na Terra é que realmente descobriremos qual o valor da vida e quão é importante fazer cada dia valer a pena.

# 43 – Fortalecimento astral

Quando fortalecemos nossa fé de espírito, ficamos dispostos a alcançar nossos principais objetivos e realizar nossos sonhos, entretanto, quando a mesma se enfraquece, tudo se torna mais difícil e complicado de se completar.

A essência da vida

## 44 - Gratidão em ajudar

A maior emoção para um reikiano espiritualista
não é apenas receber a gratidão daquele que ajudou,
mas saber que foi e é útil para o bem do próximo.

## 45 - Potencial humano

O maior potencial de uma pessoa para melhorar sua vida não
é apenas olhar para fora e ver seu horizonte, mas sim bus-
car as soluções, olhando para dentro de si.

## 46 - A compreensão

O seu bem-estar e harmonia na vida não dependem
exclusivamente de Deus, mas também de cada um de
nós consolidar e compreender que "Ele" apenas nos dá as
oportunidades para fazer nossas vidas melhores e mais
felizes, um ajudando o outro, e não o contrário.

## 47 - Antes de ser

Para aqueles que almejam um grande futuro,
têm que estar  dispostos a enfrentar uma grande luta
e saber viver o presente de forma feliz, aprendiz.

## 48 – Você decide

Os Seres de Luz mostram-nos o caminho certo,
mas cabe a nós escolher de forma correta ou não,
buscando internamente a resposta sobre nossas
dúvidas e a energia divina para continuar, você decide.

## 49 – Da vida astral

Quem não conhece e desrespeita a força
da energia astral-espiritual do Divino não sabe
realmente do que precisa na vida.

## 50 – O esplendor

O esplendor de cada um não está no alcançar
de um ato objetivo, mas no saber do que proporcionou
o bem na vida do próximo, porém pequenas ações de respeito
e carinho para alguém podem melhorar, e muito,
a vida dessa pessoa e a sua.

## 51 – Intenção divina

Está na natureza do ser humano não desenvolver sua mente
com o propósito de praticar a solidariedade corretamente,
proporcionando o bem-estar de cada um, poucos conseguem
essa evolução, tornando-se assim seres de luz, a estes cabe
o papel de sempre ajudar o próximo, tentando  mostrar a ele
e convencê-lo de que a vida pode ser boa, bela e feliz.

# A essência da vida

## 52 – Evolução da mente

Uma mente plena e flexível tem maior probabilidade
de entender o sentido da vida e ser feliz, sabendo que
quanto mais dividimos nossos conhecimentos,
mais aprendemos com novos ensinamentos.

## 53 – Recanto de paz

A paz de espírito é o melhor recanto de paz
que se pode ter, é um lar de esperança onde
se pode amar e ser amado.

## 54 – A força da fé II

Quando temos luz e determinação em realizar algo de bom,
nada nem ninguém terá força para impedir ou nos manter
distantes de nossos sonhos e do nosso destino.

## 55 – A essência de compartilhar

Não procure fazer tudo em prol de somente si mesmo,
compartilhe e seja solidário, pois o caráter de uma pessoa
representa a essência do seu conteúdo espiritual.

## 56 – Sempre há uma saída

Mesmo nos momentos difíceis, acredite no seu potencial de alcançar seus ideais e mudar o mundo. Confie em Deus, nos seus Guias de Luz e faça sua parte, pois, quando tudo parece escuro e sem saída, sempre terá uma luz a iluminar você.

## 57 – Por toda a parte

A pomba branca da paz, do Divino Senhor, voa por todos os cantos do mundo, até mesmo naqueles lugares mais remotos e precários, levando paz e esperança a todos, basta ter fé e acreditar que as pessoas hão de melhorar.

## 58 – Benditos aqueles que acreditam

A insegurança e falta de confiança das pessoas enfraquecem e deixam a sociedade cada vez mais vulnerável. Confie mais em sua capacidade de mudar esse pensamento, porque bendito é aquele que ainda tem Deus no coração e segue seus ensinamentos, e mais bendito ainda é aquele segue o Senhor e consegue espalhar o calor de suas palavras pelo mundo.

## 59 – Requinte da vida

As flores demonstram seu glamour e espalham seu perfume pelas lindas paisagens do mundo, assim como nós pessoas de fé, que levamos e explicamos aos outros a importância e o valor da Força Divina, e como ela é maior do que qualquer dificuldade na vida.

# A essência da vida

## 60 – O grito do silêncio

O silêncio pode ser ensurdecedor, mas é ele que lhe diz as verdadeiras palavras, o vazio pode ser extremo, mas é nele que se sentirá mais seguro e em paz, e é com a fé e esperança que você consegue chegar aos seus ideais, pois o Senhor está presente em cada momento seu.

## 61 – A voz de Deus

Conversar com o Senhor é muito bom,
pois dá paz de espírito e acalma o seu coração,
porém escutá-lo e segui-lo fortalece você cada vez mais.

## 62 – Tempos estranhos

Deus nos presenteia com inúmeras possibilidades reais de energias vitais para o nosso autossustento através das riquezas da natureza, mas em vez de aceitá-las de bom coração, e com gratidão ao Criador, a maioria das pessoas peca em recusá-las e ainda as destrói, transformando solidariedade em ganância, amor em ódio, compaixão em guerra. Todavia continuamos nossa jornada em busca do entendimento geral do mundo e dos seres humanos, pois somos os verdadeiros guerreiros da vida e não desistimos de nossos sonhos, acredito que cada um tenha seu próprio tempo de crescimento, enquanto isso, fazemos nossa parte.

## 63 – Eclipse da vida

A luz do sol irradia e conduz a energia vital
para a sobrevivência do seu corpo, o brilho da lua
transmite força e coragem para você continuar lutando
pelos seus objetivos e sentir a felicidade da vida,
demonstre o quão é abençoado e se importa em viver.

## 64 – Mãe Natureza

Cuide bem da Mãe Natureza como a si mesmo, pois é dela que
extraímos todos os recursos para nossa vivência e cura,
tanto do corpo físico quanto do espiritual.

## 65 – Equilíbrio do espírito

Progredir não significa conseguir todo o bem material e
chegar ao topo da montanha, mas sim desenvolver e evoluir
seu conhecimento ao máximo possível, equilibrando a balança
entre o bem e o mal, adquirindo sua paz de espírito.

## 66 – Compaixão de luz

No seu caminho, você encontrará obstáculos e desafios com-
plicados, até mesmo perseguições de quem não se importa
com a vida, então, quando isso acontecer, não queira der-
rubar essa pessoa, dê a ela compaixão e respeito, e não a
trate com indiferença, tente falar com ela e fazê-la
compreender a força da vida. Essa é a verdadeira
luz do autêntico amor de Jesus.

# A essência da vida

## 67 – Exclamação do tempo da vida

A linha do tempo é o alicerce da vida! Muitos
não entendem essa frase e acabam por perder sua
personalidade com o decorrer dele, deixando escorrer
por suas mãos as oportunidades que lhes são oferecidas,
entretanto, poucos sabem valorizar essa exclamação,
transformando o tempo em conhecimento e experiência,
e a responsabilidade em respeito.

## 68 – Genuíno idealista

Ser um idealista espiritual em prol do bem da humanidade
não torna você um tirano, mas sim um genuíno ajudante de
Deus, com o propósito de melhorar o mundo e trazer
a bondade para todos que nele habitam.

## 69 – Vida após vida

Como um dia após o outro, tudo na vida passa,
a única coisa que prevalece permanente vida após vida é o
seu espírito, portanto, cultive-o com bons pensamentos e
boas ações, contraindo para sua vida mais felicidade
e amor, em vez de dor e sofrimento.

## 70 – Postura de um reikiano

Ser um bom reikiano requer não só aprender a
teoria básica dos ensinamentos de Reiki, mas também
compreendê-los para saber como praticá-los
corretamente na hora certa.

## 71 – Imortalidade espiritual

A chave para a sabedoria e imortalidade espiritual
é saber viver o presente com honra e dignidade.
Sei que às vezes podemos fazer o que queremos,
entretanto, quando não for possível isso, temos
que fazer o que realmente podemos.

## 72 – O sentido contigo

Acreditar na vida é uma maneira de dar sentido ao viver,
ainda mais quando damos a outras pessoas o poder de terem
consigo esse sentimento, promovendo nossas
experiências e conhecimentos aos outros.

## 73 – Conversa com espíritos

Podemos e devemos falar com espíritos de luz,
porém é melhor quando eles falam conosco, passando uma nova
missão ou dando dicas de como resolver os problemas ainda
presentes, assim aprendemos com nossos próprios erros para
poder prosseguir corretamente na linha da vida.

## 74 – O que mantém você em pé

Ser feliz é deixar de ser vítima dos seus
próprios problemas e escrever sua própria história,
então, zele por sua saúde interna, pois é dentro
de você que mora a energia que o mantém em pé e permite
saber mais sobre sua espiritualidade.

A essência da vida

## 75 – Aceite seu lugar

Para que seus propósitos de melhorar sua vida e a humanidade tenham uma boa repercussão, é preciso aceitar o seu lugar entre as pessoas e o seu valor.

## 76 – Conduta de valor II

Tenha fibra e conduta nas suas ações, aprenda com os anciões o valor dos conhecimentos espirituais e materiais, porque, para contemplar a vida de forma justa, você vai precisar.

## 77 – O sol da noite

Acordamos todos os dias com a fé e o amor de Jesus nos preparando e guiando além dos caminhos da vida, porém todas as noites repousamos em nossos alentos tendo a força e imposição de São Jorge Guerreiro, que nos conduz aos campos da sabedoria divina.

## 78 – Fonte do "eu interior"

Se quer viver melhor com harmonia e amor, descubra a fonte da vida que existe no seu Eu Interior e saboreie sua paz e felicidade.

## 79 – O efeito de Kundalini

Que a força e energia de Kundalini habitada
dentro de cada um movimente o fluxo dentro de você,
transformando impurezas em purezas, negativismo
em positivismo, doenças em saúde e incertezas em
propósitos de vida, purificado todo seu corpo.

## 80 – Identidade

Aquele que se dispõe a ajudar o próximo
não tende a se preocupar em chorar ou ficar triste,
pois tudo que espalha com amor às pessoas você
recebe em forma de gratidão e respeito, isso fortalece
e torna sua vida cada vez mais feliz.

## 81 – A morte não existe

Seja uma pessoa que vive mais espiritualmente
do que materialmente, pois o coração do ser humano
um dia para de bater e o corpo morre, mas o seu
espírito continua a viver eternamente.

## 82 – Livres para voar

Independentemente da situação em que se encontrar,
ofereça o melhor de si para ajudar a humanidade a ser
livre de calamidades e assim viver feliz e em paz.

# A essência da vida

## 83 - Um trovador solitário

Escolher viver solitariamente não é o mesmo que estar na solidão, alguns preferem viver só para refletir e aprender melhor, mas tenha a certeza de que ninguém está sozinho, pois sempre terá ao seu lado a companhia de Deus.

## 84 - Conhecimentos além dos tempos

O melhor caminho para se conseguir viver bem é desvendar os mistérios do caminho da vida e entender seus conhecimentos reservados ao longo dos tempos, compreendendo então o verdadeiro sentido da vida e a pureza que carrega dentro de si.

## 85 - A glória em alcançar

A sua glória está em enfrentar seus medos e vencer seus próprios desafios, e assim ter a chance de poder incentivar e motivar outras pessoas a seguir em frente e alcançar seus objetivos.

## 86 - Digna conscientização

Como Jesus, que se entregou inteiramente à paz e ao amor da humanidade, e tantos outros seres iluminados, que se entregaram e se entregam às leis divinas com o propósito de salvar e ensinar nossa existência, está na hora de retribuir essas generosidades a eles e honrar suas palavras, se conscientizando de que os ensinamentos do Senhor superam tudo, e que com Ele ao nosso lado podemos vencer as diferenças entre nós e fazer o certo para conseguirmos viver dignamente em paz.

## 87 - Sabedoria do tempo

O tempo é sábio e ensina você a combater os males
e aproveitar as oportunidades na vida, como ser feliz,
ter paz e ser grato. Afinal, o tempo é o melhor
professor para o alinhamento dos nossos
conhecimentos vitais e espirituais.

## 88 - Guardiões que guiam

Todos temos espíritos protetores que cuidam
sempre de nós em casos de perigo e alienações negativas,
também nos guiam pelos caminhos certos da vida.

## 89 - Lírios da paz

Forte não é aquele que usa sua inteligência para promover
guerras uns contra os outros por posses e poderes, isso
é um ato errôneo da humanidade, pois forte mesmo é aquele
que usa sua inteligência para espalhar a paz entre as
pessoas, influenciando-as a viver melhor com harmonia no
mundo. Assim como os lírios nos transmitem felicidade e
paz sem se mover do lugar, nós podemos ser idênticos, para
conseguirmos caminhar e seguir os princípios do Senhor,
que sempre hão de nos ajudar.

## 90 - Poemas da vida

Nossos dias passam como as folhas secas vão com o soprar
dos ventos, como as ondas vão para o mar, nos mostrando que
a vida é eterna e nunca é tarde para recomeçar e amar.

A essência da vida

## 91 – Puro coração

Quem tem persistência em lutar pelos seus ideais
certamente conquista sua vitória, quem provém da verdadeira
fé consegue desfrutar de suas esperanças, bem como quem tem
amor no coração deslumbra de sua bondade com muita paz e
uma feliz vida abençoada por Jesus.

## 92 – Salvação mundial

A salvação da humanidade está em cada um perceber
que a vida é mais importante do que bens materiais, que
devemos ajudar uns aos outros em solidariedade e
irmandade, preservando a natureza da vida humana e,
acima de tudo, uma vida de paz, felicidade e saúde.

## 93 – O que encontrará

Ao longo da vida, encontrará muitos obstáculos
e desafios para tentar impedir você de realizar seus planos
e até mesmo de desistir dos seus sonhos e objetivos,
portanto, faça com que as lágrimas se transformem
em sorrisos e as tristezas em alegrias.

## 94 – Vida realizada

Viva seus sonhos, mas mantendo os pés firmes no chão,
pois todos os bons sonhos são de preferência e
privilégios no momento de se realizarem.

# Leandro Augusto

## 95 – O agora é o que importa

Não podemos prever o futuro e muito menos
nos prender ao nosso passado, mas devemos escolher
viver dignamente um momento de cada vez para que
o amanhã seja sempre proveitoso a todos.

## 96 – Esforços relevantes

A hora de mudar e progredir é agora, e não mais adiante,
pois cada situação pede por uma reação e comportamento,
a fim de tornar nossos esforços relevantes
e bem vistos para o sucesso do amanhã.

## 97 – Olhos de cristal

Não importa com que olhos a comunidade enxerga você,
com olhos de gratidão ou ingratidão, com indiferença
ou diferença, felizes ou insatisfeitos, o que realmente
interessa é que você seja visto cumprindo sua missão e
seguindo o legado divino, pois enquanto alguns apenas
criticam suas iniciativas, outros agem para melhorar o
mundo, e essa atitude é a que importa aos olhos do Senhor.

## 98 – Fugir não é liberdade

Não importa o quanto você possa correr e nem aonde vá se
esconder, o destino sempre o encontrará, a não ser que
você pare, enfrente-o e vença seus medos conseguindo
então suas oportunidades para viver felizmente.

# A essência da vida

## 99 – A semente do ser humano

O ser humano é como uma pequena semente,
precisa de uma terra forte para enraizar, brotar, crescer
e, sucessivamente, dar bons frutos e flores perfumadas.

## 100 – Agir no momento certo

Saber agir na hora certa é um privilégio de poucos,
nem sempre é hora de praticar suas ações, procure
ver em cada situação um motivo de aprendizado,
pois quanto mais aprendemos, mais úteis nos tornamos
para a sociedade e para nós mesmos.

## 101 – Fragrância das mãos

As mãos que presenteiam flores guardam sempre
na memória sua fragrância, enfim, sempre que ajudamos
alguém, ajudamos também a nós mesmos.

## 102 – A persistência e o não desistir

A persistência nos leva a decisões acertadas,
não desista de seus objetivos por conta de um erro
que cometeu, porém, as coisas boas levam tempo para serem
realizadas, e o tempo não apaga momentos bons e felizes.

## 103 – Gratidão a Deus

A gratidão é uma das mais valiosas qualidades que
o ser humano pode ter, seja sempre grato às pessoas,
mas principalmente a Deus, que você
se sentirá melhor a cada dia.

## 104 – Ouvir e compreender

Ouvir uma pessoa e a ela responder é fácil,
o mais difícil, porém não impossível, é ouvi-la e saber
compreendê-la, pois uma compreensão pode valer mais
do que mil respostas, porque toca direto no coração
através da sinceridade e do companheirismo.

## 105 – Aprendendo com o dia e a noite

Depois de um dia proveitoso com muitos ensinamentos e
aprendizados, nos resta aproveitar a noite para refletir
sobre tudo, formulando o amanhã meditando, orando e
agradecendo, conseguindo absorver
tudo aquilo que nos foi ensinado.

## 106 – O erro de ter e não ser

Se importar mais em ter do que apenas ser, essa é a grande
falha de muitas pessoas, pois dessa vida material não se
leva nada, somente sentimentos, lembranças e experiências
de grande valia no mundo espiritual, então procure ser
cada vez mais e ter cada vez menos, afinal,
a maior riqueza que possuímos é o nosso espírito.

# A essência da vida

## 107 – Jardim da paz

O provável nem sempre é um resultado exato, para conseguir a exatidão você deve seguir o caminho corretamente e bem concentrado, tendo consigo sempre a fé e a esperança, dessa maneira conseguirá prosseguir numa caminhada de luz até chegar ao perfeito e belo jardim da paz, onde mora a harmonia, a felicidade e a exatidão.

## 108 – Construindo um mundo de paz

Dizem que as crianças são o futuro da nação. Essa frase não está errada, porém inacabada, pois para construir um futuro bom e promissor cabe aos mais velhos transmitirem seus conhecimentos e experiências aos mais novos, dando-lhes oportunidades para seguir o Elo Divino e assim terem a capacidade de construir um mundo de prosperidade e paz.

## 109 – A capacidade do respeito

Faça aos outros o que gostaria que fizessem a si! Todas as dificuldades para criar um planeta pacífico baseiam-se na nossa incapacidade de compreender esse simples ensinamento.

## 110 – Canção da meditação

A melhor canção para se meditar em paz é o silêncio acompanhado pela sinfonia suave dos sons da natureza, assim conseguimos absorver profundamente os ensinamentos espirituais que nos são enviados do Mundo Astral.

## 111 – O fenomenal caminho da divindade

Com o raiar do dia, as luzes do sol emitem grandes
energias positivas através dos ventos, seja sempre grato
por receber esse fenômeno divino e por saber que Ele
sempre estará consigo para amparar e confortar o seu
coração, guiando-o com sabedoria pelo caminho da vida.

## 112 – A importância das dádivas

Quando aceitar suas dádivas e compreender qual o seu valor
e a importância de usá-las a favor do bem, estará aceitando
essa bênção espontaneamente e sendo grato ao Senhor.

## 113 – O elo triunfal

Orgulhe-se da sua simpatia e deslumbre, de sua força de
vontade em ajudar a melhorar sua vida e a do próximo, fir-
mando um elo de triunfo entre homens e anjos.

## 114 – O que é preciso

Para se conquistar elogios e gratidão das pessoas,
é preciso ter competência e ousadia para converter seus
pensamentos em ações, e deles se orgulhar, enfim,
se você não colocá-los em atividade, suas ideias
e esforços serão totalmente em vão.

# A essência da vida

## 115 – Oração de graças

Por meio de orações, é concedido a você o direito de
resgatar sua confiança e força, para que junto dos outros
possa lutar por uma posição melhor na sociedade e cheia de
graças, mesmo que carregue um fardo pesado, pois
a esperança é aquela luz que o acompanha sempre,
mesmo nos momentos mais difíceis.

## 116 – Brilhos de esperança

Abasteça o universo de sua alma com esperança
e bons pensamentos, veja seu céu aberto com muitas
cores brilhantes, dê vida aos seus sonhos e objetivos
através de boas ações e confiança em si mesmo.

## 117 – Estrelas de luz

Assim como as estrelas brilham intensamente no céu,
seus ideais tornam-se ou não concretos, podendo fazer
do mundo um melhor lugar e mais aconchegante para
se viver harmoniosamente em paz.

## 118 – Vales sagrados

Podem até existir curvas pelo caminho, pode até fraquejar
durante sua caminhada, mas não pode
pensar em desistir de sua vida, porque a presença
de Jesus olha e ajuda, dando-lhe força para
caminhar através dos vales sagrados.

## Leandro Augusto

## 119 – O universo astral

O universo astral nos reserva tantas maravilhas pelo mundo que o ser humano não é capaz de aproveitá-las, devido à sua própria ambição e egoísmo, só não vê isso quem não quer. Entretanto, para aqueles que querem desfrutar das belezas da vida, basta abrir os olhos da mente e sentir com o coração esses sentimentos fascinantes que podem alcançar.

## 120 – Bravo caminhar

Se resolver ficar parado sem ter ações ou reações, você pode sentir como se todos os dias fossem iguais, mas se decidir caminhar bravamente e acionar seus pensamentos positivos para causar melhoras à humanidade, você terá um motivo pelo qual lutar, tornando um dia diferente do outro, porém brandos e melhores, pois a grande mágica de viver é sempre lutar para vencer, e esse sentimento está concentrado em sua parte mental-emocional que toma as decisões e também nas belezas que a vida lhe oferece.

# A essência da vida

Ser é muito mais valioso do que parecer, então,
tenha sempre consigo boas ideias e objetivos para serem
contemplados,tendo em vista realizá-los em prol
do bem e da consciência humana.

## Gratidão e até a próxima!